Das Geheimnis einer schönen Geburt

Jana Friedrich

Impressum:

ISBN-13: 978-1542775441
ISBN-10: 1542775442

Version: CS-V-2.0
Autorin & Herausgeberin
Jana Friedrich (Selfpublisher)
- Hebamme -
Zuständige Aufsichtsbehörde: Landesamt für Gesundheit und Soziales Berlin
(Berufsbezeichnung verliehen im Land Berlin)

Stubenrauchstrasse 5
12161 Berlin
www.hebammenblog.de

Umschlaggestaltung: Jule Wesemeyer - ///able - Studio für Design
Illustration: Stefanie Bemmann
Lektorat: Boris Czizikowski; Hannah Szynal – wortweiss.de
Buchsatz & Layout: Jeannette Zeuner – Bookdesigns.de
Titel: „Das Geheimnis einer schönen Geburt"

Jana Friedrich

Das Geheimnis einer schönen Geburt

Finde den richtigen Weg
zu deiner persönlichen Traumgeburt

Für Lulu, Mimi & diBosse ♥

Hebammenblog.de
Altes Wissen frisch gebloggt

Über die Autorin und Hebamme Jana Friedrich

Ich bin Jana Friedrich aus Berlin, Hebamme seit 1998 und Mutter von zwei Kindern.

Ich habe sowohl in einem großen Perinatalzentrum (Klinik für Risikoschwangere mit angeschlossener Kinderklinik) gearbeitet als auch in einem kleinen, familien-orientierten Kreißsaal. Durchgehend betreute ich Frauen zu Hause oder in der Praxis für die Vor- und Nachsorge. Von Zeit zu Zeit leite ich auch Geburtsvorbereitungskurse.

Zusätzlich habe ich eine einjährige Ausbildung in traditioneller Chinesischer Medizin mit dem Schwerpunkt Geburtshilfe abgeschlossen.

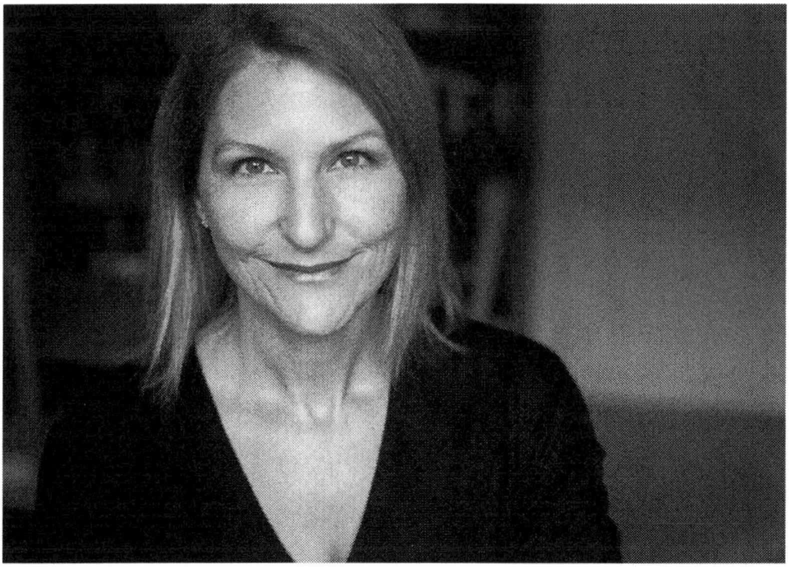

Schon zwei Mal habe ich das Abenteuer Geburt selbst gewagt. Meine Tochter kam spontan aus Beckenendlage (mit dem Po zuerst) in einer großen Klinik zur Welt. Mein Sohn erblickte im heimischen Bett das Licht der Welt.

Auf hebammenblog.de teile ich seit 2012 mein Wissen und meine Erfahrung rund um Schwangerschaft, Geburt und Wochenbett mit meinen Lesern. Dazu gehören bewährte Tipps für den Alltag der (werdenden) Eltern sowie Empfehlungen für Hilfsmittel, die die typischen Beschwerden einer Schwangerschaft lindern. Zusätzlich erhältst du wertvolles Fachwissen aus der Berufspraxis einer Hebamme. Ich versorge dich mit Informationen, Beratung und „Zutaten zur Meinungsbildung“ für eines der spannendsten Abenteuer des Lebens.

In diesem Buch gebe ich dir meine besten Tipps und Anregungen zur Geburtsvorbereitung weiter. Dabei stelle ich dir mein Wissen aus 17 Jahren Berufspraxis als Hebamme sowie meine Erfahrung als Bloggerin, Beraterin und Mutter zur Verfügung.

Meine Motivation ist es, dein Bewusstsein, Wissen und (Selbst-)Vertrauen für die Geburt zu stärken, sodass du mit allem ausgestattet bist, was du für eine gute Geburtsplanung brauchst.

Viel Vergnügen beim Lesen!

Deine Jana

Vorbemerkungen

Persönliche und geschlechtsneutrale Schreibweise

Die Hebammenbetreuung ist sehr persönlich und intim, weshalb sich Hebamme und Schwangere oft mit „du" anreden. So ist auch dieses Buch mit dir „per du". Um den Lesefluss optimal zu gewährleisten, habe ich mich entschieden, auf eine geschlechtsneutrale Schreibweise in Form von der/die PartnerIn zu verzichten. Wenn ich vom Partner, Arzt oder ähnlichem spreche, schließt das die weibliche Form immer mit ein.

Hetero, Homo, Transgender und der Ehebund

Ich spreche im Buch der Einfachheit halber meist vom Partner und seiner Frau. Der Partner kann dabei aber natürlich auch eine Frau, eine Freundin, ein Ehemann, Transgender oder wie auch immer sein. Es möge sich durch diese Vereinfachung bitte niemand diskriminiert fühlen.

Klinikperspektive vs. Hausgeburt & Co.

98 % aller Geburten finden in einem Krankenhaus statt. Ich gehe im Buch aber sowohl auf außerklinische Geburtsszenarien, wie Hausgeburten oder Geburtshausgeburten, als auch auf die viel häufigere Klinikgeburt ein. Um aber auch hier den Lesefluss nicht unnötig zu erschweren, kommt im Buch die Klinik-Perspektive deutlich häufiger zum Ausdruck. Ich möchte das aber keinesfalls als tendenziöse Sichtweise verstanden wissen. Ich bin ein großer Fan der außerklinischen Geburt, bringe das aber ganz bewusst nicht in jedem zweiten Satz zum Ausdruck. Alle, die sich auf eine außerklinische Geburt vorbereiten, bitte ich, sich davon nicht irritieren zu lassen.

Vorwort – oder:
Warum eine schöne Geburt so wichtig ist

Eine Geburt gehört zu den stärksten, unglaublichsten und prägendsten Ereignissen des Lebens. Und auch, wenn man einige Details mit der Zeit vergisst, brennen sich die Emotionen dieses Tages für immer ins Bewusstsein ein. Einzelne Sätze, die gesprochen wurden, sind viele Jahre lang abrufbar. Selbst alte Damen können den Tag der Geburt ihrer Kinder noch Jahrzehnte später detailliert beschreiben. Auch wenn viele andere Situationen des Lebens schon längst in Vergessenheit geraten sind: Das Geburtserlebnis, ganz gleich ob schlimm oder schön, bleibt im Kopf.

Frauen, die schöne Geburten erlebt haben, schweben oft tagelang wie auf einer Wolke. Sie können die Anstrengungen der ersten Zeit besonders gut verkraften und es entsteht schnell eine starke, positive Bindung zum Kind. Obendrein wird durch eine schöne Geburt das Selbstbewusstsein der Mutter nachhaltig gestärkt.

Aber auch Frauen, die keine schöne Geburt erleben durften und diese vielleicht sogar als entmündigend und traumatisierend erinnern, schleppen das Ereignis fortan mit durch ihr Leben. Und oft fühlen sie sich dabei als Versagerinnen. Das Gefühl von Entmachtung und Hilflosigkeit dämpft sie und führt nicht selten in die Depression.

Wer das Glück hat, mindestens ein zweites Mal eine Geburt zu erleben, kann ein vorhandenes Trauma überwinden. Schon oft habe ich erlebt, dass die zweite, schönere Geburt Frauen „geheilt“ hat.

Ganz egal, ob du dich auf deine erste Geburt vorbereiten möchtest oder ob du bereits eine nicht so schöne Geburt erlebt hast: mit diesem Buch hast du den richtigen Begleiter gefunden.

Der Geburtstag ist nicht nur ein besonderer Tag im Leben einer Mutter, sondern kann prägend für das gesamte Leben der Familie sein.

Aber ist der Geburtsverlauf nicht weitestgehend vom Schicksal gesteuert?

Ich habe im Kreißsaal schon viele Frauen kennengelernt, bei denen ich schnell und zuverlässig voraussagen konnte, ob die Geburt gut verlaufen würde oder eher nicht. Meinen Kolleginnen ging es genauso. Ich glaube aber nicht, dass die Fähigkeit, den Geburtsverlauf einzuschätzen, auf reiner Hebammenintuition beruht. Vielmehr gibt es klare Kriterien für einen positiven Geburtsverlauf.

Im Kreißsaal ist es aber leider oft zu spät, um noch regulierend eingreifen zu können. Mal ganz abgesehen davon, dass dafür auch schlicht Zeit und Personal fehlen, müssen die Vorbereitungen für eine schöne Geburt viel früher stattfinden. Nur so können sie vernünftig greifen.

Diese Überlegungen führten zu meinem Entschluss, das Buch „Das Geheimnis einer schönen Geburt" zu schreiben.

Ich wünsche mir, dass jede Frau die Chance erhält, ihre persönliche Traumgeburt zu erleben. Natürlich ist es eine Herausforderung, einen Ratgeber darüber zu schreiben, wie man zu einer schönen Geburt kommt. Denn erstens kann ich dir nicht versprechen, dass deine Geburt tatsächlich wunderschön verlaufen wird und zweitens hat jeder Einzelne ganz unterschiedliche Erwartungen und Vorstellungen: Ist eine Geburt, die ich für mich persönlich als schön bezeichnen würde für andere Frauen auch so schön?

„Was ist eine schöne Geburt?"

Diese Frage beantworten Frauen sehr unterschiedlich. Für die eine ist es die interventionsfreie Hausgeburt in kerzenbeschienener Heimeligkeit, für die andere ist es die flutlichtbeschienene, geplante Sectio (Kaiserschnitt) im Hoch-Sicherheits-Klinikum mit angeschlossener Kinderklinik. Aber auch wenn die Vorstellungen nicht so weit auseinandergehen sollten wie in diesen – extra überzogen formulierten – Beispielen, so ist es für mich doch oft erstaunlich, wie unterschiedlich die Wünsche sind.

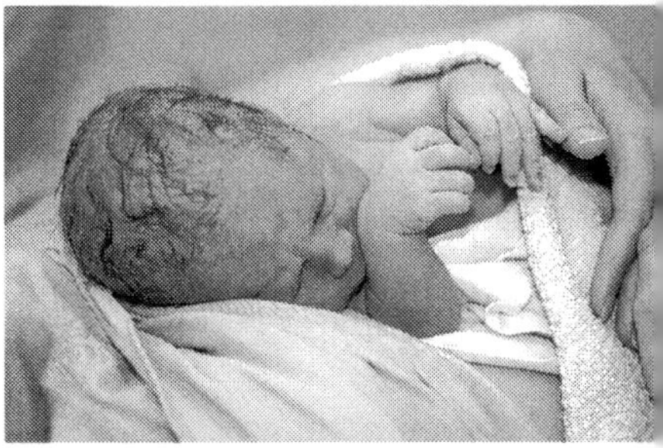

In meinem Beruf habe ich schon häufig erlebt, wie die von mir als wunderbar eingestufte Geburt von der Gebärenden selbst als schrecklich empfunden wurde. Genauso wie andersherum: Eine Geburt, die ich als so schlimm ansah, dass ich der Frau direkt am nächsten Tag eine Nachbesprechung des Geburtsverlaufs anbot, wurde von der frisch gebackenen Mutter selbst als Traumgeburt gefeiert. Kolleginnen berichten auch hier dasselbe. Die Bewertung von „schön" ist also höchst individuell.

Denn was eine gute Geburt ist, wird einsortiert in den bisherigen Wissens- und Erfahrungsschatz der Frau. Obendrein spielt das eigene Schmerzempfinden ebenso eine Rolle wie die Hormone, der Abgleich mit dem Erwarteten und so weiter ...

Warum ich es trotzdem wage, dieses Buch zu schreiben?

Weil ich aufgrund meiner langjährigen Erfahrung als Hebamme (und Mutter) der Meinung bin, dass es mit ein wenig Vorbereitung durchaus möglich ist, der persönlichen Traumgeburt sehr nahe zu kommen. Oder sie sogar genau so zu erleben, wie man es sich wünscht. Denn in Sachen Geburt sind wir nicht rein schicksalsgesteuert. Ganz im Gegenteil: An erster Stelle spielt in der Geburtshilfe die Psyche eine oft unterschätze, aber extrem wichtige Rolle. Zwei weitere wichtige Mitspieler sind der Geburtsort sowie das Geburtsteam (und deren Regeln oder Leitlinien). Erst als Faktor Nummer vier kommt das Schicksal ins Spiel.

Und nun rate mal, welche dieser Faktoren du maßgeblich beeinflussen kannst ...

Alles klar?

Mit diesem Buch gebe ich dir all das Wissen, die Werkzeuge, Fakten, To-do-Listen und Vorbereitungsmöglichkeiten an die Hand, die du benötigst, um deine persönliche Traumgeburt erleben zu können.

Auf geht's!

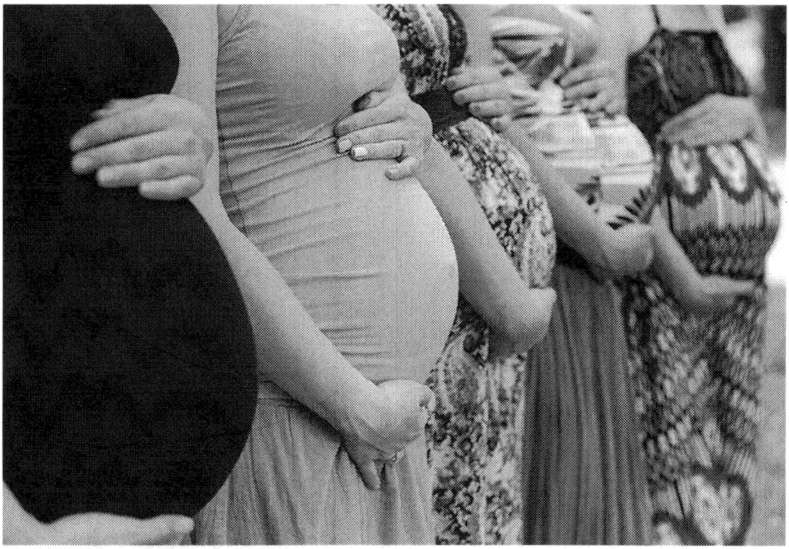

Inhaltsverzeichnis

Über die Autorin und Hebamme Jana Friedrich v

Vorbemerkungen vii

Vorwort – oder: Warum eine schöne Geburt so wichtig ist ix

So gestaltest du deine Traumgeburt mit diesem Buch xix

1. Das Geheimnis der vielen Möglichkeiten (und der richtigen Entscheidung) 1

Die 3 Erfolgsfaktoren für eine schöne Geburt 3

Dein Geburts-Modus: Wie willst du gebären? 5

Spontangeburt 6

Kaiserschnitt 10

Dein Geburtsort: In welcher Umgebung fühlst du dich sicher und geborgen? 17

Level-1-Klinik: für Risikoschwangere und Frauen mit großem Sicherheitsbedürfnis 20

Kleine Klinik: Verbindung von Sicherheit und Individualität 22

Beleggeburt: persönliche Betreuung im Klinik-Setup 23

Hebammengeleiteter Kreißsaal: Geburt in der Klinik, aber ohne Ärzte 24

Geburtshaus/Hebammenpraxis: intime Atmosphäre und persönliche Betreuung 25

Hausgeburt: wenn du dich zu Hause am wohlsten fühlst 26

Schlussgedanke – Geburtsorte 27

Dein Geburtsteam: Welche Menschen sind für deine Traumgeburt wichtig? 29

Im Geburtshaus 30

Im Krankenhaus 31

Zu Hause 32

Deine persönlichen Geburtsbegleiter: Bei wem fühlst du dich geborgen? 33

Der Partner 34

Eine alternative Begleitperson 35

Die Hebamme 37

Eine Doula 39

Dein Dreamteam 41

2. Plane und visualisiere deine Wunschgeburt 45

Einleitung 47

Immer dabei: deine Traumgeburtskarte 49

Schön detailliert: dein Geburtsplan 51

Kleine Hilfe: der fiktive Musterplan 55

Fragebögen für … 61

… das Geburtsteam in der Klinik 62

… deine Hebamme 64

Checkliste Kliniktasche 67

Schlussgedanke – Planung 71

3. So bändigst du deine Ängste 73

Einleitung 75

Mantren und Affirmationen gegen den Schmerz 77

Meistere die Versagensangst 79

Beuge Verletzungen aktiv vor 81
Übe Hingabe statt Kontrollverlust 84
Dein Baby und du: von Anfang ein Team 85
Schlussgedanke – Ängste 87

4. Den Weg bereiten – individuelle Geburtsvorbereitung 89
Warum Informationen so wichtig sind 91
Die verschiedenen Kursarten 95
Paarkurs 95
Frauenkurs 96
Crashkurs 97
So findest du den passenden Geburtsvorbereitungskurs 98
Weitere Vorbereitungsmöglichkeiten für dich 99
Sport in der Schwangerschaft 99
Damm-Massage 100
Geburtsvorbereitende Akupunktur 103
Suche dir Verbündete 105
Erstelle deine innere Playlist 106
Schlussgedanke – Geburtsvorbereitung 109

5. Strategien für deine Traumgeburt 111
Die Wehen setzen ein, es geht los 113
Wenn die Geburt eingeleitet werden muss/soll 117
Die verschiedenen Phasen einer Geburt 121
Eröffnungsperiode 121
Austreibungsperiode (Pressphase) 125
Plazentaperiode 126
Empfehlenswerte Gebärpositionen 127

Deine Atmung hilft dir 131

Unterstützende Affirmationen 135

Das kannst du tun, wenn die Geburt stagniert 139

6. Die sanfte Geburt und das Geheimnis der Wehenzähmung 143

Dem Geburtsschmerz begegnen 145

Schmerzmittel unter der Geburt 151

Natürliche Schmerzmittel 152

Kontinuierliche Betreuung 152

Wärme 152

Massagen 153

Homöopathie 153

Akupunktur 154

Hypnobirthing 154

Herkömmliche Schmerzmittel 156

Lachgas 156

Spasmolytika – krampflösende Mittel 156

Opioid – Analgetika 157

Periduralanästhesie (PDA) 158

Pudendusblock 159

Schlussgedanke – Schmerzbewältigung 161

7. Das Kapitel für den Partner 163

Einleitung 165

Wie du deine Partnerin unter der Geburt unterstützen kannst 167

8. Der Knoten im Kopf – So machst du den Weg für die Geburt frei 173

Was hält dich auf? 175

Die Geburt als emanzipatorische Rückschrittsfalle 177
Schlussgedanke – Konflikte 179

9. Worst Case Szenario und Erste Hilfe 181

Schlusswort 185
Dein Feedback: Wie hat dir das Buch gefallen? 189
Danksagung 191
Weiterführende Lektüre 193
Produkte für deine Schwangerschaft und die Geburt 199
Haftungsausschluss 203
Bildnachweis 205
Anhang (Bonusmaterial zum Download) 209

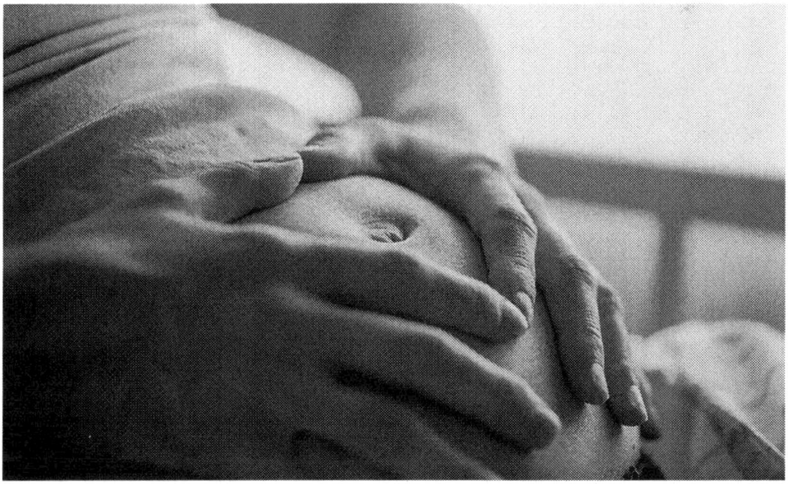

So gestaltest du deine Traumgeburt mit diesem Buch

Das Buch unterstützt dich bei deiner ganz individuellen Geburtsvorbereitung. Ziel ist es, dich auf dem Weg zu einer schönen Geburt zu begleiten.

Damit das gelingt, gebe ich dir viele wichtige Informationen mit auf den Weg. Zusätzlich erhältst du Arbeitsblätter (Download-Link siehe Anhang), die dir dabei helfen, deine Gedanken zu ordnen und die für dich relevanten Informationen immer griffbereit zu haben. Dazu gehören:

- Checklisten
- Fragebögen
- Wunschlisten

Diese Arbeitsblätter helfen dir bei der Organisation und Strukturierung deiner Vorbereitungen und erinnern dich an alle wichtigen Dinge.

Arbeitsblätter zum Ausdrucken

Die folgenden 5 Arbeitsblätter befinden sich in einer separaten pdf-Datei (im Folgenden „Anhang" genannt), sodass du sie dir bei Bedarf einfach ausdrucken (oder kopieren und auf deine Bedürfnisse anpassen) und dann während des Lesens nach und nach ausfüllen und nutzen kannst. Benutze für den Download dieser Zusatzdokumente den Link aus dem Anhang. Nach Angabe von Name und Emailadresse stehen sie dir direkt zur Verfügung.

1. Meine Traumgeburtskarte (Wunschliste)

2. Mein Geburtsplan (Wunschliste)
3. Fragen an die Klinik (Fragebogen mit Checkliste)
4. Fragen an die Hebamme (Fragebogen mit Checkliste, inkl. Anleitung zur Hebammensuche)
5. Kliniktasche/Meine Geburtstasche (Checkliste)

Checklisten

Die Checklisten helfen dir, bei den ganz handfesten Vorbereitungs-To-dos nichts zu vergessen.

Fragebögen

In den Fragebögen findest du eine Auflistung wichtiger Fragen, die du Hebammen, Geburtshäusern und Kliniken stellen solltest, um diese besser kennenzulernen. Dadurch findest du heraus, was du willst und erfährst obendrein, ob die Gegebenheiten in Klinik & Co. auch genauso sind, wie du es dir wünschst.

Wunschliste – Geburtsplan

Die Vorlage für einen Geburtsplan gibt dir Orientierung und hilft dir dabei, für dich selbst alle wichtigen Fragen rund um die Geburt zu beantworten. So kannst du dir die Geburt und alles, was dazu gehört, noch konkreter ausmalen und erkennst, wie deine Traumgeburt aussieht. Der Geburtsplan ist die ausführliche Ergänzung zur Traumgeburtskarte.

Wunschliste – Traumgeburtskarte

Um immer ein kompaktes Dokument dabei zu haben, auf dem deine wichtigsten Wünsche für die Geburt zusammengefasst sind, habe ich die Traumgeburtskarte entwickelt. Sie begleitet dich durch die Schwangerschaft bis hin zur Geburt. Am besten trägst du sie, sobald du sie fertig ausgefüllt hast, in deinem Mutterpass immer bei dir.

Drucke zunächst nur die Traumgeburtskarte aus und fülle sie während des Lesens nach und nach mit deinen eigenen Ideen und Wünschen. Die weiteren Dokumente kannst du dann nach Bedarf ausdrucken.

Icon für Arbeitsblätter

Im Laufe des Buchs weise ich dich an den passenden Stellen mit diesem Icon auf die entsprechenden Arbeitsblätter hin.

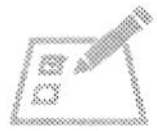

Der „Fahrplan“ für deine persönliche Traumgeburt

Wenn du die Dokumente ausdruckst, ausfüllst und mit Notizen anreicherst, entsteht nach und nach dein ganz persönlicher Fahrplan für deine Traumgeburt. Durch die beiden Wunschlisten „Geburtsplan“ und „Traumgeburtskarte“ hast du für dich am Schluss eine genaue Vorstellung davon formuliert, was du während der Geburt willst und was nicht. Die Fragebögen geben dir eine zusätzliche Hilfestellung, welche Fragen du deinen Geburtsbegleitern vielleicht noch stellen möchtest oder was noch zu organisieren ist.

Immer schön der Reihe nach?

Du kannst im Buch natürlich springen und einfach nur lesen, was dich interessiert. Es ist aber so aufgebaut, dass du dir die einzelnen Themen nach und nach erarbeitest und sich am Schluss alles zu einem großen Ganzen zusammenfügt.

Und jetzt wünsche ich dir viel Spaß
bei der Vorbereitung auf deine Wunschgeburt!

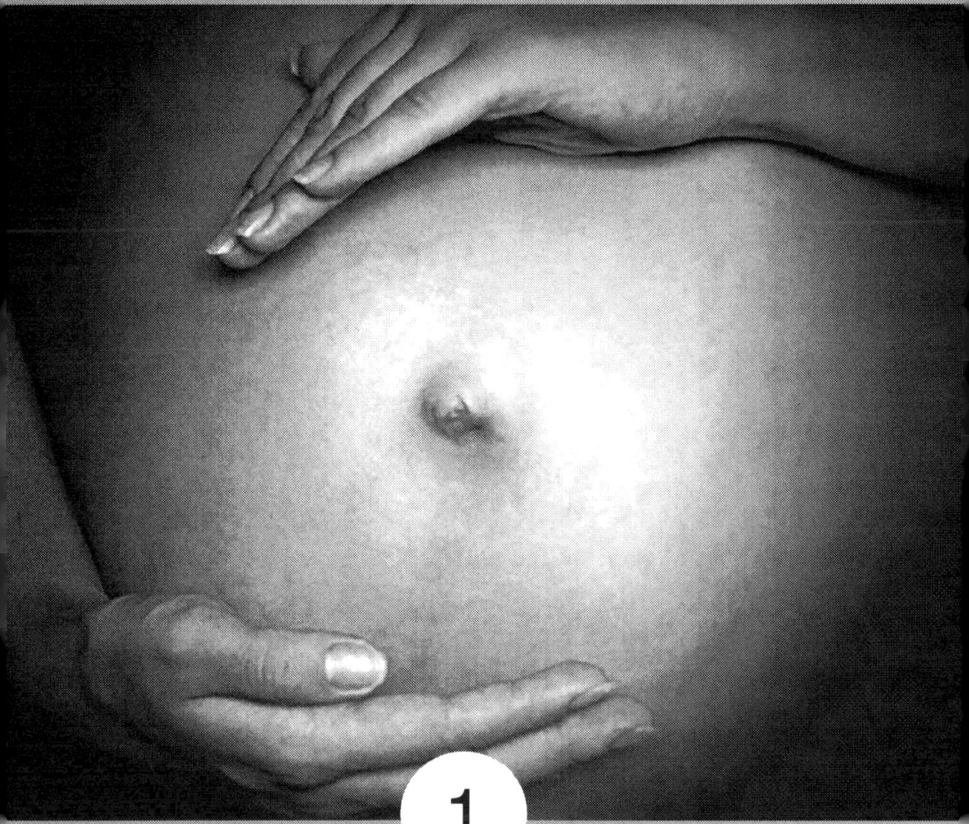

1

Das Geheimnis der vielen Möglichkeiten (und der richtigen Entscheidung)

Die 3 Erfolgsfaktoren für eine schöne Geburt

Meine 3 Erfolgsfaktoren für eine schöne Geburt sind:

1. Die Herausforderung annehmen

Der für mich entscheidendste Faktor für eine schöne Geburt ist die persönliche Einstellung. Ein bisschen Angst zu haben, gehört dazu und ist durchaus normal. Schließlich weiß niemand so genau, was da auf einen zukommt. Aber die Geburt grundsätzlich als Herausforderung zu begreifen – und zwar als eine, die man bewältigen kann und wird – ist wichtig und sehr hilfreich.

2. Ein gutes Team

Eine Geburt ist ein äußerst intimes und extremes Ereignis, bei dem eine Frau vorab nicht wissen kann, wie es ihr tatsächlich gehen wird und wie sie sich verhält.Daher ist das absolute Vertrauen zum Geburtsbegleiter/ Partner sehr wichtig. Darüber hinaus besteht das Geburtsteam aber auch aus der Hebamme und – im Fall einer Klinikgeburt – dem Arzt. Daher ist die Auswahl des Geburtsteams ein entscheidender Faktor für die Traumgeburt.

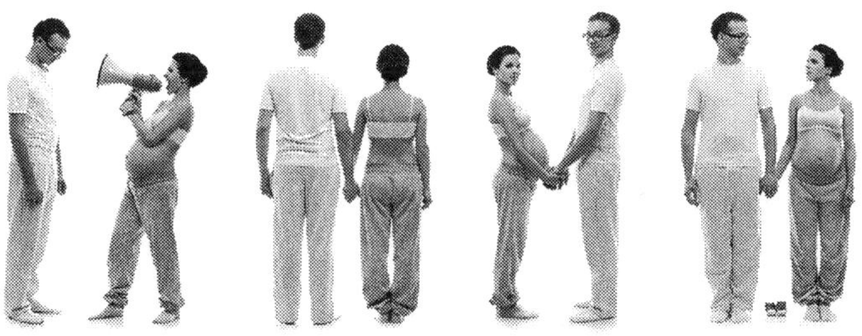

3. Ein guter Ort

Auch der Ort, an dem die Geburt stattfindet, gehört zu den Erfolgsfaktoren für eine schöne Geburt. In diesem Zusammenhang ist übrigens die tatsächlich verfügbare Betreuungszeit des Teams ein weiterer wichtiger Aspekt: Studien belegen, dass umso weniger Schmerzmittel benötigt werden, je mehr Betreuungszeit die Hebammen den Frauen widmen können (Hodnett et al. 2007). Es lohnt sich also, nicht nur das Geburtsteam, sondern auch den Geburtsort mit all seinen Richtlinien, Möglichkeiten und Beschränkungen ganz bewusst auszusuchen.

Und eine Prise Glück

Neben diesen 3 Erfolgsfaktoren gibt es natürlich noch die Schicksalskomponente. Sie ist bei jeder Geburt mit dabei und die einzige, die man nicht aktiv beeinflussen kann. Eine gute Prise Glück braucht also jede Geburt.

Im Folgenden stelle ich dir für jeden Erfolgsfaktor verschiedene Möglichkeiten vor, damit du eine gute Entscheidung für dich bzw. euch treffen kannst.

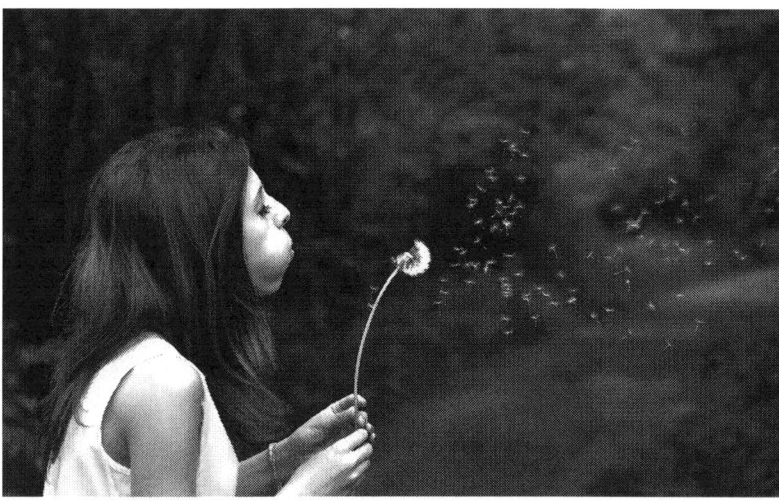

Dein Geburts-Modus: Wie willst du gebären?

Was ist dein Wunschgeburtsmodus?

Laut einer Studie von Helmers & Schücking aus dem Jahr 2005 wünschen sich 96,2 % aller Frauen in Deutschland eine spontane (=natürliche) Geburt. Dementsprechend möchten nur 3,8 % aller Frauen einen Kaiserschnitt. Mit sehr hoher Wahrscheinlichkeit wünschst du dir also eine Geburt, wie die Natur es grundsätzlich vorgesehen hat. Und nach allem was wir wissen, ist das auch der beste Weg für Mutter und Kind.

Und dennoch werden laut WHO (Weltgesundheitsorganisation) 10–15 % aller Babys mit einem Kaiserschnitt (Sectio) geholt. Hier in Deutschland haben wir sogar eine Sectiorate von 30 %. Aber woran liegt das?

Die Kaiserschnittrate: von Klinik zu Klinik unterschiedlich

Es mag verwundern, aber die Anzahl der Kaiserschnitte hängt stark von Klinik und ihrer Philosophie ab. Zum einen ist es von Klinik zu Klinik sehr unterschiedlich, wie die Entbindung gehandhabt wird: Beispielsweise wird bei Kindern, die zur Geburt mit dem Po nach unten, also in Beckenendlage (BEL) liegen, in manchen Kliniken immer ein Kaiserschnitt gemacht. In anderen Häusern hingegen nicht. Für den Fall einer BEL hängt der Geburtsmodus unter Umständen also davon ab, wo man sein Baby bekommt und nicht davon, was man sich wünscht.

Zum anderen hat auch die Menge der Interventionen – also der Eingriffe in den natürlichen Verlauf – Auswirkungen auf den weiteren Verlauf und damit letztendlich auf den Geburtsmodus an sich.

Aber wie findet man heraus, ob in einer Klinik viel oder wenig in das natürliche Geschehen eingegriffen wird? Nun, es ist vielleicht nicht ganz gängig, aber durchaus möglich, sich Statistiken für bestimmte Eingriffe zeigen zu lassen. Oder man fühlt den Hebammen und Ärzten beim Informationsabend ordentlich aber freundlich auf den Zahn. Für die Entwicklung der für dich richtigen Fragestellungen gebe ich dir weiter unten ein paar Hilfestellungen.

Es ist also nicht nur wichtig, mit welchem Wunsch man in die Geburt startet, sondern auch mit wem und wo man sein Kind zur Welt bringt.

Spontangeburt

Wenn ich Familien als Hebamme betreue und mich im Vorfeld mit ihnen unterhalte, stelle ich immer wieder fest, dass wir bestimmte Begriffe unterschiedlich verstehen. Was ist eine spontane Geburt und was eine normale? Und heißt das jetzt eigentlich gebären oder entbunden werden? Damit wir uns richtig verstehen, vorab zwei schnelle Definitionen:

Der Unterschied zwischen Spontangeburt und normaler Geburt

Ist eine Spontangeburt auch automatisch eine normale Geburt? Und was ist eine normale Geburt überhaupt? In der Definition der Weltgesundheitsorganisation (WHO) heißt es:

> *„Unter normaler Geburt versteht man eine physiologische Geburt, die spontan beginnt, sich im effektiven Rhythmus zwischen Wehen und Wehenpausen von alleine entwickelt und somit ohne fremdes Eingreifen der Muttermund öffnet, das Kind durch unwillkürlichen Pressdrang geboren wird."*
>
> *Quelle: WHO 1996 Care in normal birth (a practical guide, report of a technical working group).*

Im Kern bedeutet das: Eine Spontangeburt geht von alleine los und wird nicht im Voraus geplant (wie zum Beispiel bei einem geplanten Kaiserschnitt).

Das bedeutet aber auch: Eine Geburt kann auch dann noch als spontan bezeichnet werden, wenn in den Geburtsverlauf ordentlich eingegriffen wurde. Also nach einer Einleitung, einem Wehentropf und einer PDA, ja sogar nach Kristeller-Hilfe[1]. Normal ist die Geburt dann aber nicht mehr. Natürlich kann aber auch eine Spontangeburt mit Interventionen (wie Schmerzmittelgaben) noch eine gute und schöne Geburt sein.

Viel entscheidender finde ich den Unterschied zwischen gebären und entbunden werden. Dieser klitzekleine Unterschied in der Wortwahl macht in der Praxis einen enormen Unterschied.

★ Entbunden werden: Lässt man sich entbinden (passiv), so verlässt man sich blind auf das Geburtsteam. Man kann dann Glück haben und deren Vorstellungen überschneiden sich irgendwie auch mit den eigenen Wünschen und Bedürfnissen. Oder man hat Pech und die Geburtshilfe widerspricht einer ganzen Menge von dem, was man sich eigentlich gewünscht hatte. Manchen Frauen wird das leider erst unter der Geburt oder Tage und Wochen danach und manchmal recht schmerzlich klar.

★ Gebären: Man organisiert sich von vorne herein alles so, wie es den eigenen Wünschen am meisten entspricht und gebärt (aktiv) sein Kind so selbstbestimmt wie möglich. Ob das dann gänzlich normal oder eben „nur" spontan passiert, ist zweitrangig. Wichtig ist: Die Entscheidungshoheit für deinen Weg liegt bei dir! Und da du dabei auf die Unterstützung der Anderen angewiesen bist, wird noch einmal deutlich: Wie gut und schön die Geburt wird, hängt stark von der Art und Weise der Geburtsbetreuung und, wenn man so will, letztlich von der Qualität der selbst gewählten Geburtsleitung ab.

1 https://de.wikipedia.org/wiki/Kristeller-Handgriff

Nachdem die Begrifflichkeiten nun etwas klarer sind, bleibt natürlich weiterhin die Frage: Wie kommst du zu deiner spontanen, möglichst normalen und natürlich schönen Geburt?

Eine Geburt entwickelt sich möglichst normal, wenn du entspannt bist, dich gut aufgehoben fühlst und Vertrauen in deine Helfer hast. Wenn du dich fallen lassen kannst und dich an dem Ort wohl und geborgen fühlst. Kurzum: wenn die äußeren Bedingungen so gut wie möglich sind. Sind all diese Punkte erfüllt und gibt es keine weiteren Störungen, dann ist die Chance auf eine gute Geburt besonders groß.

Warum Ruhe so wichtig ist

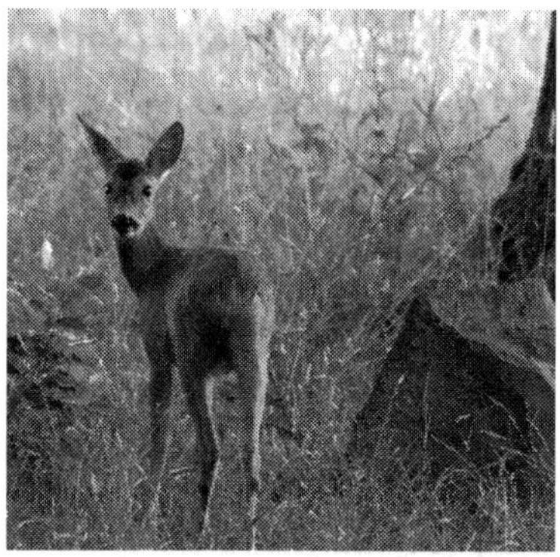

Man kann sich eine Geburt und die belastende Wehentätigkeit ein bisschen wie ein scheues Tier vorstellen. Wenn es sich wohl fühlt und es nicht erschreckt, verängstigt oder gestört wird, dann wird es sanft und zahm. Das Zusammenspiel der Stoffe, das für eine regelmäßige, kontinuierliche Wehentätigkeit, aber auch für ein aushaltbares Schmerzlevel sorgt, ist sehr störanfällig. Ein grelles Licht, laute oder vielleicht sogar unfreundliche Töne, Stress und Hektik oder mangelnde Rückzugsmöglichkeiten erhöhen die Wahrscheinlichkeit, dass das Geburtsgeschehen empfindlich gestört wird und einen ungünstigen Verlauf nimmt. Manchmal bricht es wie ein Kartenhaus in sich zusammen und ist kaputt. Ich habe schon zahlreiche Geburten erlebt, in denen dieser Mechanismus ganz deutlich wurde. Dazu zwei Beispiele:

Eine Frau, die ich im Kreißsaal (KRS) betreute, hatte einen wunderbaren, schnellen Geburtsverlauf. Der Arzt, der zur Geburt dazu kommen sollte, stellte sich vor, war aber im Stress, da er kurz vor Schichtwechsel noch Einiges abzuarbeiten hatte. Er kam also etwas polternd rein, drückte in seiner Eile alle Lichter an und stellte sich der Frau mitten in der Wehe vor. Er sagte, er würde dann zur Geburt dazu kommen und ging wieder. All das war nicht wirklich empathisch. Es schien erst so, als ob die Frau ihn glücklicherweise nur am Rande registriert hätte. Aber von da an wurden die Wehen unregelmäßig und waren für sie plötzlich kaum noch auszuhalten. Die bisher sehr ruhig ablaufende Geburt wurde mit einem Mal total unruhig und stagnierte. Nach knapp zwei Stunden war es quasi ein Geburtsstillstand. Als Hebamme bin ich dazu verpflichtet, diesen Zustand dem KRS-Arzt mitzuteilen. Ich ging also kurz raus, um Bescheid zu sagen. Aber die Ärzte waren gerade mitten in der Dienstübergabe. Ich bat die Ärztin, die den KRS übernehmen würde, kurz reinzukommen, sobald sie fertig sei. Dann ging ich zurück und erzählte der Frau, dass nun doch eine andere Ärztin bei der Geburt dabei sein würde und wir eventuell etwas nachhelfen müssten. Sobald die Frau das hörte, setzte der Pressdrang ein und das Baby kam ohne weitere medizinische Hilfe zur Welt. Es war kein Nachhelfen mehr nötig. Sie hatte wirklich Glück, dass der hemmende Störfaktor Dienstschluss hatte.

Ein anderes Mal betreute ich eine Schwangere, die mit beginnenden Wehen über Tage hinweg mehrfach in den KRS kam. Aber die Wehen steigerten sich nie über einen bestimmten Punkt hinaus und wurden einfach nicht muttermundswirksam. Immer wieder mussten wir sie unverrichteter Dinge nach Hause schicken. Ich hatte zufällig eine Serie von Spätdiensten, sodass wir uns täglich begegneten. Beim CTG unterhielten wir uns und die werdende Mutter erzählte mir, dass sie sowieso am liebsten hätte, wenn das Baby noch bis zum Freitagabend warten würde. Ihr Mann hatte bis dahin ungünstigerweise noch geschäftlich im Ausland zu tun und sie hätte ihn natürlich gerne bei der Geburt dabei. Nun rate mal, wann die Geburt so richtig losging. Am Freitagnachmittag war es ihr endlich möglich, locker zu lassen und die Wehen wurden regelmäßig und kräftig. Ihr Mann war bei der sehr schönen Spontangeburt dabei.

An diesen beiden Beispielen sieht man deutlich, dass der Verlauf einer Spontangeburt von vielerlei Dingen beeinflusst wird – und eben nicht nur von Medikamenten. Daher ist es so ungemein wichtig, eventuelle Störfaktoren aus dem Weg zu räumen und optimale Bedingungen zu schaffen. Wie das geht, werde ich später anhand des Geburtsplans erklären und auch auf die wichtige Rolle des persönlichen Geburtsbegleiters eingehen.

Kaiserschnitt

Für einige Frauen ist ein Kaiserschnitt der Wunschgeburtsmodus. Für andere Frauen wäre eine Spontangeburt schöner, aber bei ihnen haben sich schon in der Schwangerschaft Gründe ergeben, die eine Sectio nötig machen. In beiden Fällen gilt natürlich, dass die Geburt so schön wie möglich ablaufen soll.

Gerade Frauen, bei denen der Kaiserschnitt nötig aber eigentlich nicht gewünscht ist, kann ich sagen: Ja, auch eine Sectio kann eine schöne Geburt sein! Denn sie ist ebenso plan- und beeinflussbar wie die spontane Geburt.

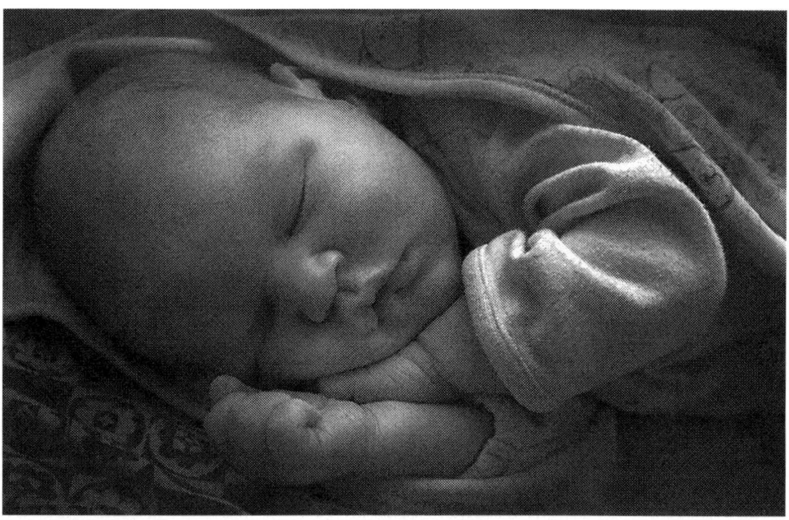

Es fängt damit an, dass du dir deine Klinik gezielt aussuchst und dort entsprechend viele Fragen stellst. Auch dann, wenn dein Baby bereits bestimmte behandlungsbedürftige Probleme hat, die ein spezielles Klinikum vorgeben. In jedem Fall solltest du die für dich wichtigen Kriterien erfragen und dich über Abläufe und entsprechende Alternativen informieren.

Sehr wahrscheinlich hast du einen Kaiserschnitt noch nicht selbst erlebt. Damit du den Ablauf kennst und weißt, wonach du fragen möchtest, skizziere ich dir kurz einen möglichst schönen Sectioablauf. Schau beim Lesen einfach, welche Aspekte dir wichtig sind und erfrage sie bei der Klinikbesichtigung entsprechend.

Für einen guten Kaiserschnitt ist eine ebenso gute Vorbereitung wie für eine Spontangeburt möglich und nötig. So weißt du genau, was auf dich zukommt und wirst später von den Ereignissen nicht vollkommen überrollt. Übrigens sollte dir auch in deiner Wunschklinik der dort übliche Ablauf erklärt werden.

Möglicher Ablauf Kaiserschnitt

Du bekommst ein ausführliches Aufklärungsgespräch von einem Kreißsaalarzt, von einer Hebamme und von einem Anästhesisten. Der Kreißsaalarzt klärt dich über die Risiken der Sectio auf und findet mit dir zusammen einen Entbindungstermin, der optimalerweise etwa eine Woche vor dem Errechneten Termin liegt. In manchen Krankenhäusern gibt es auch die Möglichkeit, auf das Einsetzen von Wehen zu warten und erst dann den Kaiserschnitt zu machen. Allerdings kann es natürlich sein, dass du gerade erst etwas gegessen hast, also nicht nüchtern bist, und der OP-Termin nicht eingeplant werden kann. Dann muss er mehr oder weniger wie ein Notfall stattfinden. Das muss man wissen, berücksichtigen und gegebenenfalls mit der Klinik besprechen.

Der Anästhesist klärt mit dir, unter welcher Narkoseart der Kaiserschnitt stattfinden wird. Wenn medizinisch nichts dagegen spricht, würde ich mich immer für die Teilnarkose (Spinalanästhesie) entscheiden. Mit einer Spinalanästhesie bleibst du wach und bekommst alles (außer den Schmerzen) mit. Du kannst dein Kind sofort nach der Geburt sehen und bestenfalls auch gleich mit ihm bonden, also dein Baby auf die nackte Haut legen.

Darüber hinaus bist du nach einer Spinalanästhesie in der Regel schneller wieder fit als bei einer Vollnarkose, bei der du erst nach der OP langsam wieder wach werden würdest und dadurch die erste Dreiviertelstunde bis Stunde verpasst.

Vermutlich wird dir die Klinik-Hebamme erklären, wie der Sectiotag abläuft. Auch ich erkläre dir das hier im Buch, aber im Detail gibt es von Klinik zu Klinik sicher ein paar Unterschiede.

Kurz vor dem geplanten OP-Termin gehst du zu einem letzten Check und zur Blutentnahme nochmal ins Krankenhaus.

Am Abend vor der OP solltest du nur noch etwas Leichtes zum Abendbrot essen. Am Morgen darfst du nicht frühstücken, kein Kaugummi kauen und auch nicht rauchen (was du aber in der Schwangerschaft hoffentlich sowieso nicht getan hast).

Du kannst zu Hause noch selbst einen kleinen Einlauf (Klistier) machen, den dir die Klinik mitgegeben hat. Gerade nach einer Bauchoperation ist es sehr unangenehm zu früh wieder Stuhlgang haben zu müssen.

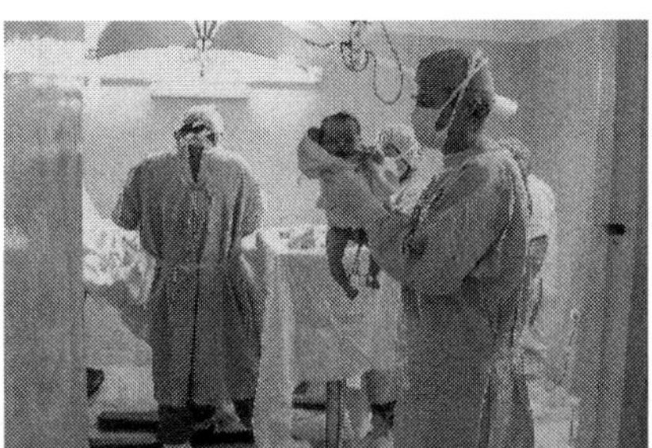

Dann gehst du zum verabredeten Zeitpunkt in die Klinik. Du bist sicher sehr aufgeregt. Dennoch dauert es noch mindestens eine Stunde, bis es wirklich losgeht. In dieser Zeit wird nochmal ein CTG geschrieben, du bekommst ein Kliniknachthemd und ein Häubchen an und dir wird ein Zugang in die Hand gelegt. Durch diesen bekommst du eine Infusion mit einer Elektrolytlösung. Sie stabilisiert deinen Kreislauf und lindert etwas deinen Frühstückshunger. Um das Handgelenk bekommst du ein Bändchen mit deinem Namen und Geburtsdatum. Es werden auch noch einmal deine Vitalwerte gemessen. Dann bekommst du ein kleines „Schnapsglas" mit Natriumzitrat zu trinken. Es soll deine Magensäure binden, für den Fall, dass dir schlecht wird.

Dann wird dich der Anästhesist oder ein Anästhesiepfleger in den OP holen. Dort setzt du dich auf den Operationstisch und machst einen runden Rücken. Nun wird dir die Spinalanästhesie gelegt. Es dauert ungefähr 20 Minuten bis das Medikament seine Wirkung voll entfaltet hat. Sobald die Anästhesie sitzt, darfst du dich hinlegen. Ganz selten kann es passieren, dass es akut nicht möglich ist, eine regionale Anästhesie zu legen. In diesem Fall muss eine Vollnarkose gemacht werden.

Oder es wird sowieso eine Vollnarkose gemacht – dann geht es ganz schnell.

Anschließend wird um dich herum alles mit grünen Tüchern abgedeckt. Zusätzlich wird – ein bisschen wie bei einem Kasperle-Theater – etwa in Brusthöhe ein grünes Tuch vor dein Gesicht gehängt. Allerdings bleibt dieser „Vorhang" für dich natürlich zu. Dahinter agieren dann die Ärzte. Die Hebamme steht ebenfalls dort, da sie bei einer Kaiserschnittgeburt laut Gesetz anwesend sein muss. An deinem Kopfende stehen der Anästhesist und ein Anästhesiepfleger.

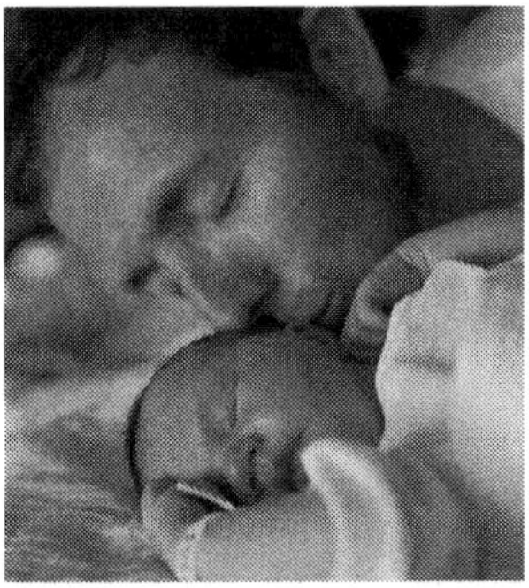

Sobald alles vorbereitet ist, kann auch dein Partner bzw. deine Begleitperson zu dir in den OP kommen und sitzt dann auf einem Hocker ebenfalls an deinem Kopfende. Zu diesem Zeitpunkt hat der Operateur durch Zwicken schon getestet, ob du am Bauch noch Schmerzen empfindest. Wenn das nicht mehr der Fall ist, geht es los. Vom ersten Schnitt bis zur Entwicklung des Kindes dauert es in der Regel nur etwa 7 Minuten. Da nur ein sehr kleiner Schnitt gemacht wird und das Kind ja nicht von alleine heraus schlüpft, gibt es einen Moment, an dem die Ärzte von oben, also unterhalb der Rippen, auf deinen Bauch drücken. Dieser Moment kann sehr unangenehm sein, da dort keine Betäubung wirksam ist. Doch dann ist das Kind auch schon geboren.

Je nach Klinik ist es nach Absprache möglich, diesen Teil der Geburt zu sehen. Dafür nimmt der Arzt das Sicht-Tuch weg, sodass du sehen kannst, wie dein Baby geboren wird. Vielleicht hast du in der Presse schon von dem Begriff „Kaisergeburt" gehört? Genau das ist damit gemeint.

Die Hebamme nimmt dein Kind in einem Tuch entgegen und zeigt es dir. Dann untersucht sie es kurz und schaut, ob die Anpassung an die Welt außerhalb der Gebärmutter gut verläuft. Das Baby wird dann meistens kurz abgetrocknet und noch von einem Kinderarzt angeschaut. Dann bekommst du das Baby direkt auf die Brust, wo es in einen breiten Wickel, den du wie einen Bustier anhast, gelegt wird. Alternativ kann auch dein Partner mit dem Baby bonden.

Das Kind aus dem Bauch zu holen, geht relativ schnell, aber alles wieder zu vernähen dauert deutlich länger. Nach ungefähr 45 Minuten ist der Kaiserschnitt dann beendet, sodass du mit deinem Baby in einen Kreißsaalraum gebracht wirst, wo ihr für zwei Stunden noch etwas überwacht werdet. In diesem Zeitraum solltest du dein Baby, falls du stillen möchtest, unbedingt das erste Mal anlegen. Auch die Erstuntersuchung (U1) deines Kindes findet in dieser Zeit statt. Das geht übrigens auch bei dir am Bett, wenn du das möchtest. Solltest du Schmerzen haben, kann dir ein Schmerzmittel verabreicht werden.

Danach wirst du mit deinem Kind auf die Wochenbett-Station gebracht. Hier bleibst du ungefähr fünf Tage. Diese werden natürlich etwas beschwerlich und auch von Schmerzen begleitet sein. Um diese Phase trotzdem möglichst angenehm zu gestalten, empfehle ich unbedingt, diese Zeit mit dem Partner zusammen im Familienzimmer zu verbringen. Er kann dir das Baby zum Stillen oder auch einfach zum Kuscheln geben. Er kann das Wickeln übernehmen und zu Untersuchungen des Babys mitgehen. All das entlastet dich. So brauchst du auch nicht jedes Mal nach einer Schwester zu klingeln und gegebenenfalls lange warten, bis sie dir das Kind zum Stillen anreicht oder es wickelt. Außerdem wachst ihr so gleich als Familie zusammen und seid von Anfang an auf einem Stand. Auch für den Partner ist es schön, das Baby gleich von Beginn an kennenzulernen.

Dein Geburtsort: In welcher Umgebung fühlst du dich sicher und geborgen?

Eine wichtige Anfangsüberlegung ist natürlich die Wahl des Geburtsortes.

Hierbei geht es vor allem darum, dass du alle Wahlmöglichkeiten kennenlernst und dich dann vollkommen frei entscheiden kannst. Natürlich existieren Faktoren, die dich in deiner Wahl einschränken können. Dennoch gehe ich im Folgenden zunächst von einem „Alles ist möglich" aus.

Was letztlich geht und was nicht, kann sich je nach Schwangerschaftsverlauf immer noch mal verändern. Aber ich empfehle dir, dich zunächst möglichst ergebnissoffen zu fragen:

Was für ein (Geburts-)Typ bin ich und welcher Geburtsort passt am besten zu mir?

Die verschiedenen Möglichkeiten mit ihren Vor- und Nachteilen und ihren jeweiligen Eigenschaften stelle ich dir im Folgenden vor. Gerade in Großstädten wirst du wahrscheinlich eine große Auswahl haben. Aber leider gibt es drastische, regionale Unterschiede – vor allem im ländlichen Raum. Durch das „Hebammensterben" der letzten Jahre wird die Auswahl im außerklinischen Bereich immer kleiner. Informiere dich also früh genug, welche Geburtsorte dir zur Verfügung stehen und wie weit sie von deinem Zuhause entfernt sind.

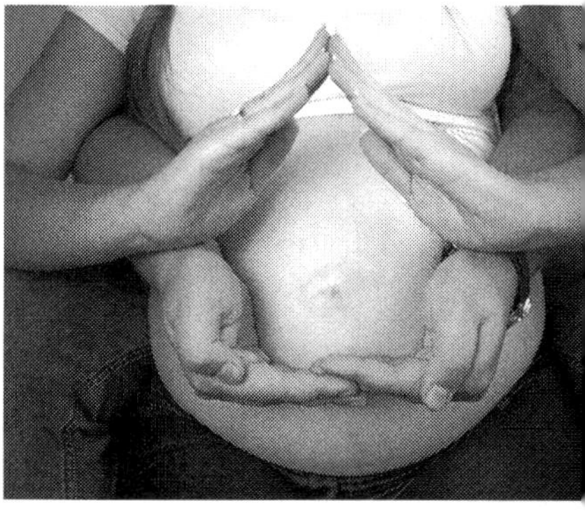

Als Hebamme sehe ich die Entwicklung des „Hebammensterbens" natürlich sehr kritisch und engagiere mich, damit sich die Situation wieder verbessert. Wenn du mehr über die aktuelle Hebammenproblematik wissen möchtest, findest du dazu im Hebammenblog Informationen.[2]

Einen Gedanken möchte ich dir für deine Überlegungen und Einschätzung vorab noch mit auf den Weg geben:

Es hat durchaus einen Sinn, dass es verschiedene Kliniktypen gibt. Und dabei bedeutet größer, sicherer oder spezialisiert nicht immer unbedingt auch besser. Zum Beispiel ist die ganz einfache Bezirksklinik mit einer kleinen Geburtsstation eben auch für die einfachen, normalen Fälle gedacht und daher auch entsprechend gut dafür geeignet.

Hingegen ist das Level-1-Uniklinikum mit angebundener Kinderklinik eben auch für die echten Risikofälle gedacht. Inzwischen ist es aber so, dass sich dort jede Frau, die das gerne möchte, auch anmelden darf. Und sie wird natürlich auch mit Kusshand genommen. Denn zwischen den Kliniken besteht ein gewisser Wettbewerb um Geburten an sich und erst recht um einfache, komplikationslose Geburten. Eine Geburt ohne Komplikationen kann auch in einer High-End-Klinik immer gut und gerne noch eben mit dazwischen geschoben werden. Die Frage ist nur, ob man das anlasslos wirklich will.

Denn es wäre ein bisschen so, als wenn man mit einer kleinen Verletzung, um die sich auch der Hausarzt gut kümmern könnte, gleich in die Notaufnahme geht, um sich dort intensivmedizinisch behandeln zu lassen.

Bei einer normalen Geburt gehst du in einem Level-1-Klinikum (wahrscheinlich) entweder einfach unter oder du wirst sehr schnell pathologisiert, weil man die Betreuung von normalen Geburten kaum noch

2 hebammenblog.de/schoene-geburt/hebammensterben

gewöhnt ist. Eingriffe sind systembedingt an der Tagesordnung, ja quasi zur Routine geworden und das ist letztlich auch gut so, wenn es denn tatsächlich nötig wird.

Konkreteres dazu erkläre ich direkt in der folgenden Auflistung. Wenn ich in meinen Beschreibungen dabei ein kleines bisschen übertreibe, dann ist es nur zur Verdeutlichung der Unterschiede gedacht.

Also ...

Welcher Geburtstyp bist du?

Was ist dein Wunschgeburtsort?

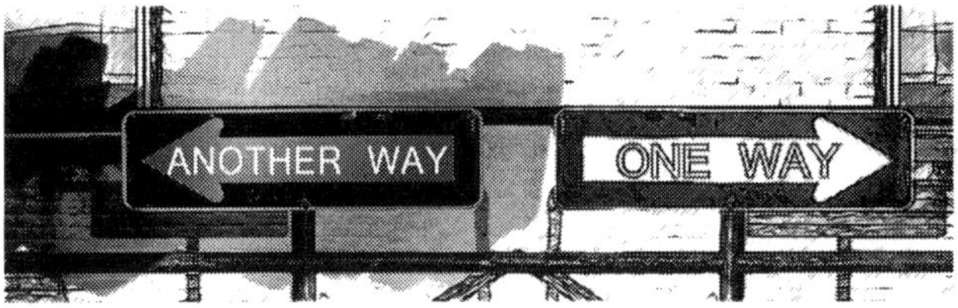

Level-1-Klinik: für Risikoschwangere und Frauen mit großem Sicherheitsbedürfnis

In einer Level-1-Klinik wirst du von einem großen Team betreut, das aus mindestens einer Hebamme und einem Arzt, einem Fach- und einem Oberarzt besteht und das alle eventuell erforderlichen Interventionen schnell bereithält. Dieser Geburtsort ist richtig für dich, wenn du

- für den Fall von Komplikationen eine sofort verfügbare Kinderklinik brauchst und dir alles andere als leichtsinnig erscheinen würde
- volles Vertrauen in die geburtshilflichen Leitlinien hast, denn schließlich sind sie von einem ärztlichen Expertenteam ausgearbeitet worden
- dich ganz selbstverständlich an die Leitlinien hältst und dich an den Empfehlungen des Ärzteteams ausrichtest, denn sie wissen sicher am besten, was gut für dich ist

Findest du dich in diesen Aussagen wieder? Dann wähle für die maximal mögliche Sicherheit eine Level-1-Klinik mit angeschlossener Kinderklinik.

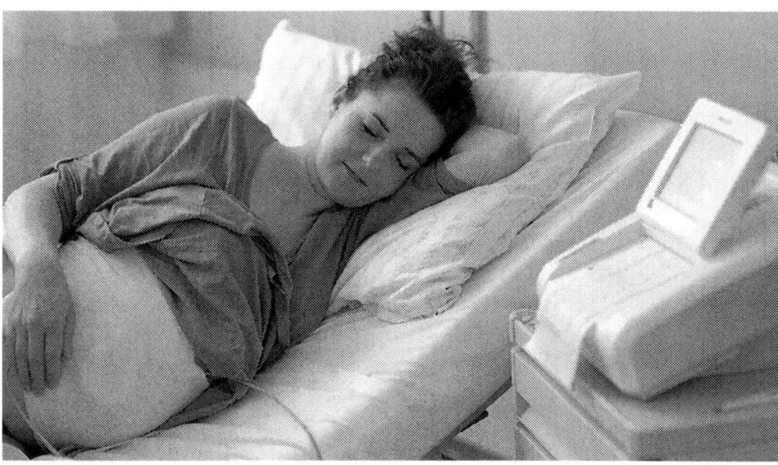

Ich habe selbst in so einer Klinik gearbeitet und weiß, dass dort vor allem in Notsituationen wirklich alles extrem gut funktioniert. Es geht keine Sekunde verloren, da das Team groß und sehr gut geschult ist. Es läuft wie in einer großen Maschine, wo die Rädchen perfekt aufeinander abgestimmt sind.

In Level-1-Kliniken werden überwiegend Frauen behandelt, die wirklich risikobehaftet sind – bei denen man also schon vorher weiß, dass Probleme zu erwarten sind oder die Kinder bekommen, die eine sofortige Anschlussbehandlung in der Kinderklinik benötigen. Durch den routinierten Umgang mit Risiken ist das Personal sehr pathologiefokussiert. Das führt mitunter dazu, dass Frauen, die eigentlich ganz unvorbelastet dort ankommen, im Trubel der hektischen Geschäftigkeit untergehen („die hat ja nichts"). Oder – noch schlimmer – sie werden ganz automatisch durch die Pathologiebrille betrachtet, wie eben die Frauen mit den tatsächlichen Risiken. Die Korridore der geburtshilflichen Richtlinien, also die Auslegungsspielräume, sind sehr eng, sodass für Individualität wenig Raum und Zeit bleibt. Die Maßstäbe nach denen hier gearbeitet wird, sind einfach ganz andere als die einer regulären Klinik.

+ Vorteil: Größtmögliche Absicherung gegen alle erdenklichen Geburtskomplikationen inklusive entsprechender Behandlungsmöglichkeiten.

− Nachteil: Je größer die Klinik, desto starrer das Festhalten an den geburtshilflichen Richtlinien. Das heißt: weniger Spielraum für alternative Möglichkeiten und Wünsche.

Kleine Klinik: Verbindung von Sicherheit und Individualität

In einer kleineren Klinik werden die Aspekte Sicherheit und Individualität miteinander verbunden. Ein Kinderarzt wird meist nur bei Bedarf hinzugezogen und die Betreuung ist individueller als in einer Level-1-Klinik.

Diese Klinik ist richtig für dich, wenn du neben der Hebamme auch von einem Arzt betreut werden möchtest und dir die Schmerzmitteloption (PDA) wichtig ist. Mit der kleineren, familienorientierten Klinik von „nebenan" verzichtest du aber auf eine direkt angeschlossene Kinderklinik.

Die Handlungskorridore für eine individuellere Betreuung sind in den deutlich kleineren geburtshilflichen Abteilungen solcher Häuser in der Regel etwas weiter. Aber natürlich nur dann, wenn auch genügend Personal vorhanden ist. Daher steht und fällt die Qualität der Betreuung letztlich immer mit dem aktuellen Personalschlüssel.

+ Vorteil: Sehr wahrscheinlich eine relativ persönliche und individuelle Betreuung; plus Verfügbarkeit aller gängigen, medizinischen Versorgungsmöglichkeiten.

− Nachteil: Im Falle einer Komplikation beim Baby muss es per Transport in eine Kinderklinik verlegt werden. Bei ca. 1 von 100 Kindern ist dies wegen Anpassungsschwierigkeiten und Ähnlichem der Fall. Wenn dein Baby verlegt werden muss, kannst du dich natürlich mit verlegen lassen.

Beleggeburt: persönliche Betreuung im Klinik-Setup

Du möchtest für dich zwar die räumliche und personelle Sicherheit einer Klinik in Anspruch nehmen, aber in diesem Rahmen so individuell wie möglich betreut werden? Zu viele unterschiedliche, dich betreuende Personen oder sogar ganze Personal- bzw. Schichtwechsel möchtest du lieber nicht erleben müssen?

Dann wähle eine Klinik (entweder die kleinere Klinik von „nebenan" oder eine Level-1-Klinik) plus Beleghebamme, die mit dem Haus deiner Wahl einen entsprechenden Vertrag hat. Sie begleitet dich zur Geburt vor Ort und betreut dich persönlich.

Je nach den Gegebenheiten vor Ort ist eine Beleggeburt fast so intim und privat wie eine Hausgeburt, nur eben in den Räumen der Klinik. Aber natürlich muss sich auch hier die Beleghebamme an die Gepflogenheiten und Richtlinien der Klinik halten. Man sollte sie also unbedingt dazu befragen, was in dem Haus, mit dem sie ihren Belegvertrag hat, üblich ist und was nicht.

Vorteil: Du kennst deine Hauptbetreuungsperson schon vor der Geburt und kannst individuell besprechen, was du dir vorstellst und wünschst. Da deine Beleghebamme deine Wünsche kennt, kann sie gut zwischen dir und eventuellen Klinikregeln vermitteln.

Nachteil: Für den Fall, dass deine Geburt sehr lange dauert, könnte auch deine Hebamme irgendwann sehr müde werden. Sie wird aber nicht abgelöst, es sei denn, sie arbeitet im Team mit weiteren Beleghebammen zusammen – auch das gibt es.

Zusatzinfo: Beleghebammen erhalten eine private Zuzahlung für die theoretisch bis zu 5-wöchige Rufbereitschaft von der 37. bis zur 42. Schwangerschaftswoche.

Hebammengeleiteter Kreissaal: Geburt in der Klinik, aber ohne Ärzte

Du möchtest die Sicherheit einer Klinik in Anspruch nehmen, aber nach Möglichkeit ausschließlich von Hebammen betreut werden? Es spielt aber keine so wichtige Rolle für dich, welche konkrete Hebamme das letztlich sein wird? Dann solltest du über einen hebammengeleiteten Kreißsaal nachdenken.

Die meisten „normalen" Kreißsäle werden von Hebammen und Ärzten betreut. Nur wenige wissen, dass bei einer Geburt in deutschen Kliniken per Gesetz zwar immer eine Hebamme anwesend sein muss – ein Arzt hingegen nicht. Das ist optional. Wenn er aber Teil des Teams ist, dann ist er auch entsprechend weisungsbefugt – und das bedeutet: Wenn Arzt und Hebamme zusammen arbeiten, hat im Zweifelsfall immer der Arzt das letzte Wort und die Hebamme muss sich seinen Anweisungen fügen.

Im hebammengeleiteten Kreißsaal gibt es zunächst mal keine Ärzte. Die Hebammen betreuen die Geburten alleine und treffen auch alle nötigen Entscheidungen. Das bedeutet aber nicht, dass in solchen Kliniken keine Ärzte anwesend sind. Wenn eine Geburt nicht normal verläuft und es zu Problemen kommt oder wenn du spontan ein Schmerzmittel möchtest (wozu immer ein Arzt anwesend sein muss), kann die Hebamme den Arzt einfach hinzurufen.

Dadurch wird aus dem hebammengeleiteten Kreißsaal ein regulärer Kreißsaal. Das Ganze wird übrigens nur durch ein einfaches Schild an der Kreißsaaltür geregelt. Eine Verlegung von einem hebammengeleiteten Kreißsaal in einen regulären Kreißsaal ist also nicht nötig.

Vorteil: Wenn alles ganz normal verläuft, ist das sicher ein schöner und etwas intimerer Rahmen als in einem regulärem Kreißsaal

Nachteil: Du kennst deine Geburts-Hebamme vorher nicht. Das ist aber bei allen Klinikgeburten, mit Ausnahme der Beleggeburt, der Fall.

Geburtshaus/Hebammenpraxis: intime Atmosphäre und persönliche Betreuung

Im Geburtshaus oder in der Hebammenpraxis gibt es mehr Intimität als es in einer Klinik möglich ist. Zusätzlich lernst du schon vor der Geburt sowohl den Ort als auch dein Geburtsteam gut kennen. Dieser Geburtsort passt zu dir, wenn

- ★ du dir sicher bist, dass du keine Schmerzmittel brauchen wirst.
- ★ du daran glaubst, dass eine Geburt ein natürlicher Vorgang ist, bei dem nur selten Probleme auftreten.
- ★ du lieber keine Hausgeburt möchtest, weil du vielleicht nicht willst, dass deine Nachbarn etwas mitbekommen oder weil dir deine Wohnung dafür als nicht so geeignet (Wohngemeinschaft, keine Badewanne ...) erscheint

Stimmst du diesen Aussagen zu? Dann entscheide dich für die Geburt in einem Geburtshaus oder in der Hebammenpraxis.

Vorteil: Eine ruhige, intime Atmosphäre, in der individuelle Lösungen möglich sind, wirkt sich meist positiv auf den Geburtsverlauf aus.

Nachteil: Um nach und nach das ganze Team kennenzulernen, wirst du für die Schwangerschaftsvorsorge meistens von unterschiedlichen Hebammen betreut. Und da die Hebammen sich die Geburtsdienste untereinander aufteilen, weißt du vorher nicht, mit wem genau deine Geburt stattfinden wird. Bei Schmerzmittelbedarf oder Komplikationen musst du in ein Krankenhaus verlegt werden.

Zusatzinfo: Auch im Geburtshaus fällt eine private Zuzahlung an.

Hausgeburt: wenn du dich zu Hause am wohlsten fühlst

Im Vergleich zu anderen europäischen Ländern, wie zum Beispiel den Niederlanden, kommen in Deutschland nur wenige Kinder (ca. 2%) zu Hause auf die Welt. Eine Hausgeburt kommt vor allem dann infrage, wenn du unter Wehen zur Geburt nirgendwo hingehen möchtest und du dich in deinem Zuhause sicher und wohl fühlst.

Folgende Fragen helfen dir bei der Entscheidung:

- Möchtest du dich von deiner Hebamme und deinem Partner unterstützen lassen und dir völlig frei aussuchen können, wer und wie viele bei der Geburt dabei sein sollen?
- Findest du es natürlich, dass dein Kind dort geboren wird, wo es auch gezeugt wurde? Also zumindest, wenn man davon ausgeht, dass das zu Hause war und nicht im Fahrstuhl oder so ;-)
- Glaubst an dich und deine (Gebär)kraft und möchtest du keine Interventionen oder Schmerzmittel?
- Hast du volles Vertrauen in deine Hebamme als Beobachterin und Begleiterin der Geburt deines Babys?
- Brauchst du die Anwesenheit eines Arztes nicht, um dich sicher zu fühlen?

Wenn du alle diese Fragen mit einem klaren Ja beantworten kannst, dann wähle die Hausgeburt.

Vor- und Nachteile: siehe Geburtshaus

Schlussgedanke: Geburtsorte

Ganz egal, ob du jetzt schon weißt, wo die Geburt stattfinden soll oder ob du dir noch nicht sicher bist: Ich empfehle dir, die Geburtsorte, die für dich in Frage kommen, einfach mal zu besuchen. In den Kliniken, Praxen und Geburtshäusern gibt es Infoabende, an denen nicht nur Fragen geklärt werden können, sondern an denen du ein Gefühl für den Ort an sich bekommst. Denn das Wichtigste ist am Ende ja, dass du dich dort wirklich gut aufgehoben und geborgen fühlst. Traue dabei deinem Bauchgefühl, dann liegst du sicher richtig.

In den meisten Kliniken ist es nach vorherigem Anruf ebenfalls möglich, einfach mal vorbeizukommen und eine kleine, intime Kreißsaalbesichtigung zu machen. Dann bist du nicht, wie das vielleicht bei einem Infoabend der Fall wäre, von vielen Menschen um dich herum abgelenkt. Und vielleicht hast du dabei sogar noch die Chance, mit einer der diensthabenden Hebammen oder Ärzte spezielle Fragen zu klären.

Aber auch wenn du eine Hausgeburt wählst, ist es eine gute Idee, dir die Klinik anzusehen, die deinem Wohnort am nächsten gelegen ist. Denn sollte es unter der Geburt zu Komplikationen kommen, wird das ja der Ort sein, zu dem du dann wechseln würdest. Gerade dann, wenn es zu so einem Wechsel kommt, ist es gut zu wissen, was einen erwartet.

Es ist übrigens nicht verkehrt, dich in der Klinik einfach vorsorglich anzumelden, sodass das Kreißsaalteam im Falle einer Verlegung bereits eine Akte von dir hat und gegebenenfalls sogar schon über mögliche Besonderheiten im Bilde ist.

Dein Geburtsteam: Welche Menschen sind für deine Traumgeburt wichtig?

Die Zusammenstellung des Geburtsteams hängt immer auch vom gewählten Geburtsort ab. Ich stelle hier den jeweils üblichen, mir bekannten Standard vor. Zur Sicherheit solltest du die jeweiligen Hausregeln aber nochmal ganz konkret erfragen, denn es gibt vielleicht ganz spezifische Regeln, an die du dich dann natürlich halten musst.

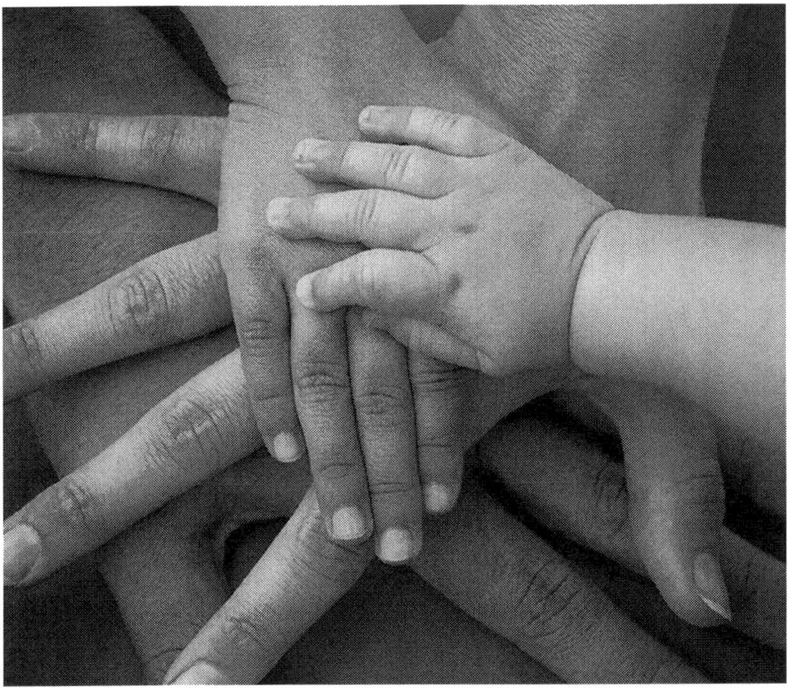

Im Geburtshaus

Mein Geburtsteam im Geburtshaus

Im Geburtshaus besteht das Geburtsteam in der Regel aus einer Hebamme, der oder den Begleitpersonen und eventuell einer zweiten Hebamme, die zur Geburt dazukommt.

Normalerweise ist es so, dass du im Rahmen der Vorsorge und der angebotenen Kurse das gesamte Hebammenteam kennenlernst. Du gehst zur Vorsorge also auch in das Geburtshaus. Das kann in den verschiedenen Häusern aber durchaus variieren.

Welche Hebamme dann zur Geburt dabei sein wird, ist eine kleine Überraschung. Denn die Hebammen teilen sich die Zeiten, in denen sie Rufdienst für die Geburten haben, untereinander auf. Meistens betreut dich die Geburtshebamme dann anschließend aber auch im Wochenbett weiter.

Wenn du ein Geschwisterkind mitbringen möchtest, solltest du vorher unbedingt klären, ob es möglich ist. Häufig muss einfach eine weitere Person dabei sein, die sich ausschließlich um dieses Kind kümmert.

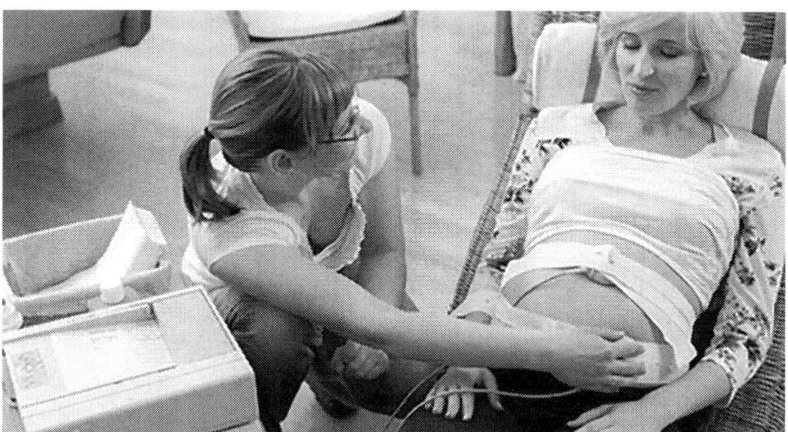

Im Krankenhaus

Mein Geburtsteam im Krankenhaus

Im Krankenhaus besteht das Geburtsteam in der Regel aus der Hebamme, dem Arzt und ein bis zwei mitgebrachten Begleitpersonen. Wenn du unbedingt mehr als zwei Personen dabei haben möchtest, solltest du vorher nachfragen, ob das in der anvisierten Klinik möglich ist. Meist gibt es einen gewissen Ermessensspielraum, der aber von Haus zu Haus variiert.

Das bedeutet, die betreuende Hebamme kann dir eine Sondererlaubnis für mehr Begleitpersonen geben, solange sie den Geburtsverlauf nicht stören (dazu unten mehr).

Normalerweise ist es nicht gestattet, Kinder unter 16 Jahren mitzubringen. Solltest du dir also wünschen, dass ein Geschwisterkind bei der Geburt anwesend ist, muss dies vorher abgeklärt werden.

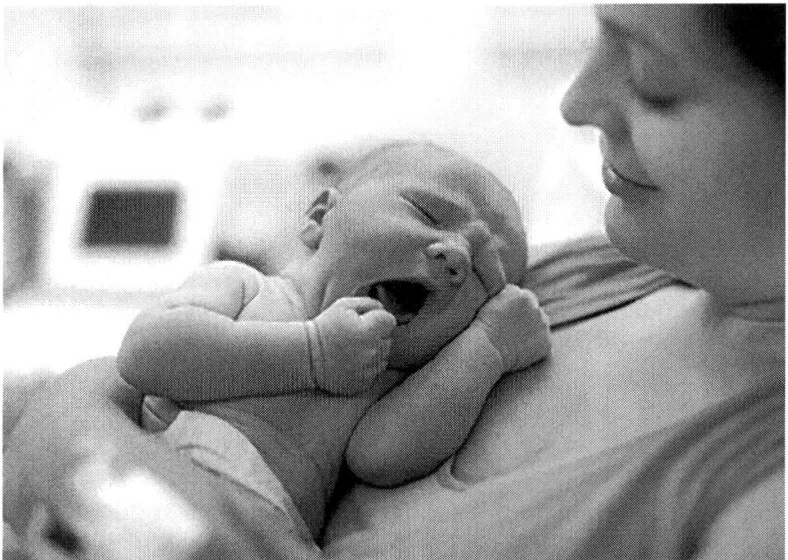

Zu Hause

Mein Geburtsteam zu Hause

Wenn die Geburt in der eigenen Wohnung stattfindet, besteht das Geburtsteam aus einer oder auch zwei Hebammen und den weiteren, selbst gewählten Begleitpersonen.

Auch hier muss man sich gegebenenfalls Gedanken darüber machen, ob ein schon existierendes Geschwisterkind dabei bleiben soll. Sinnvoll ist auch hier, genau wie im Geburtshaus, für das Kind eine Betreuungsperson einzuplanen.

Wie viele Personen bei der Hausgeburt letztlich dabei sind, sollte natürlich auch mit der betreuenden Hebamme besprochen werden.

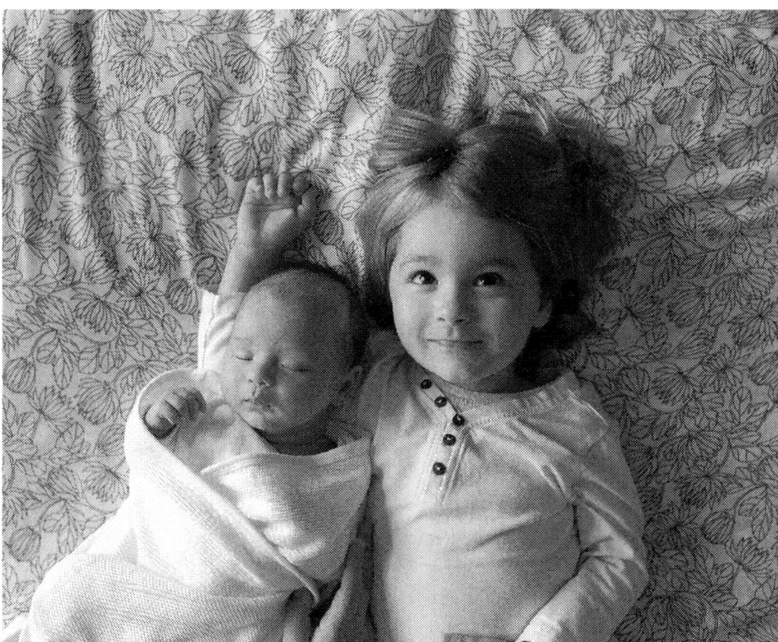

Deine persönlichen Geburtsbegleiter: Bei wem fühlst du dich geborgen?

Eine wichtige Frage, die du vorab für dich klären musst, ist die nach den Begleitpersonen. Wer dich bei der Geburt begleiten und unterstützen soll, ist vorrangig deine eigene Entscheidung. Allerdings hängt sie auch von den Gepflogenheiten des Geburtsortes ab. In den meisten Kliniken ist das per Hausordnung geregelt, zu Hause machst du die Regeln.

Im Normalfall ist der Partner die ideale Begleitperson, häufig aber auch die Mutter, eine Freundin oder die Schwiegermutter. Viel seltener sind es andere Männer, wie der Bruder oder ein bester Freund. Aber auch das gibt es und kann durchaus gut funktionieren. Die ideale Begleitperson ist diejenige, zu der das Verhältnis so gut ist, dass sie dir in dieser speziellen Situation einfach gut tut. Die meisten Menschen empfinden es als besondere Ehre, jemanden zur Geburt begleiten zu dürfen und geben sich dann entsprechend große Mühe, die Rolle gut auszufüllen. Natürlich sind auch hier vorab Gespräche zur Abstimmung von Wünschen und Vorstellungen wichtig, ja sogar nötig.

Es gibt aber auch noch die Art von Menschen, die einfach gerne mal bei einer Geburt dabei sein würden und sich den Schwangeren regelrecht aufdrängen. Wenn du so jemanden in deinem Umfeld hast, dann prüfe für dich gut, ob du ihn wirklich gerne zu diesem intimen Ereignis mitnehmen möchtest. Solche „Schaulustigen" sind selten unterstützend, sondern wirken und verhalten sich oft eher störend.

Wer soll also bei dir dabei sein?

Der Partner

Es ist üblich, dass der Partner bei der Geburt mit dabei ist. In den allermeisten Fällen halte ich das auch für die optimale Lösung. Denn in der Regel ist das die vertrauteste Person, die man hat und mit der man dieses intime Ereignis einfach gerne teilen möchte. Außerdem ist es schön, wenn beide Eltern den Start ins Familienleben gemeinsam beginnen.

In seltenen Fällen kann es aber auch sehr ungünstig sein, den Partner mit dabei zu haben. Vielleicht ist in Stress-Situationen nicht viel mit ihm anzufangen. Vielleicht verbreitet er generell eine unglaubliche Unruhe, ist ungeduldig, demotivierend oder einfach überängstlich. Es passiert sehr selten, aber ich habe durchaus schon erlebt, dass die Anwesenheit des (eigentlich geliebten) Partners die Geburt massiv gestört hat und das Baby erst kam, nachdem der Partner endlich mal kurz den Kreißsaal verließ – vielleicht auch nur, um sich mal eben einen Kaffee zu holen. Auch das kann also sein.

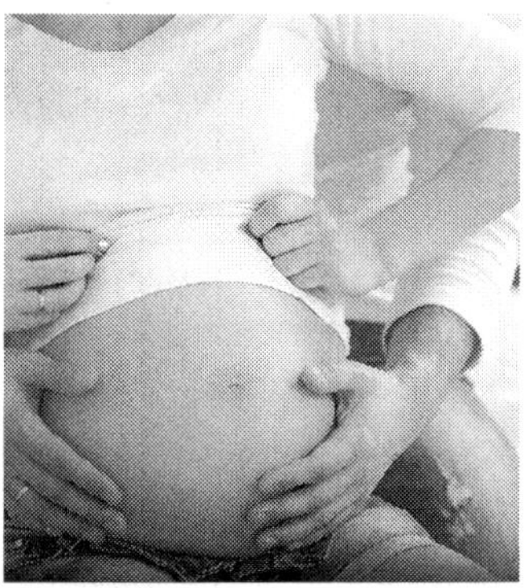

Und manche Paare haben große Angst davor, gemeinsam etwas zu erleben oder zu sehen, das die Sexualität nachhaltig stören könnte. Das muss man natürlich gemeinsam entscheiden, aber der Partner kann während der Geburt durchaus so positioniert werden, dass er nichts sieht, was er eben nicht sehen möchte. Er kann sich einfach hinter seiner Frau aufhalten oder an ihrem Kopfende bleiben.

Einige Partner geben im Vorfeld an kein Blut sehen zu können. Aber nur sehr selten ist das dann unter der Geburt wirklich ein Problem. In meinen bisher 17 Jahren Hebammenpraxis habe ich vielleicht fünf Partner erlebt, die ich wirklich bitten musste, sich hinzusetzen, da ich vermutete, sie würden sonst gleich ohnmächtig werden.

Aber die allermeisten Partner, die sich dafür entscheiden, bei der Geburt mit dabei zu sein, wachsen in ihren „Job" hinein und machen ihre Sache richtig gut.

Eine alternative Begleitperson

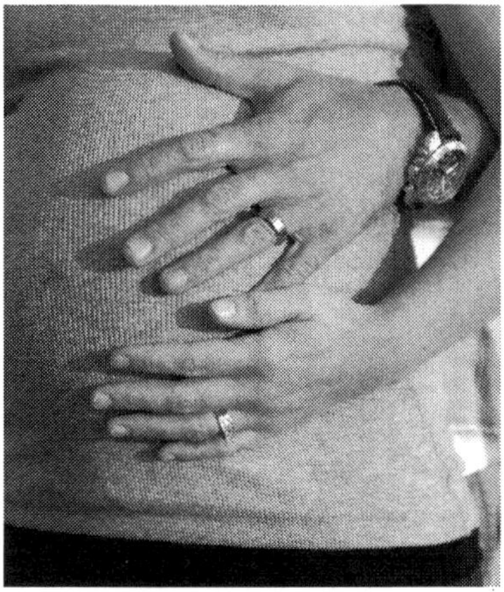

Eine liebe Freundin, die Mutter oder Schwiegermutter kann ebenso eine passende Geburtsbegleiterin sein. Wichtig ist ein gutes und vertrauensvolles Verhältnis.

Auch die „alternative" Begleitperson sollte schon frühzeitig in die Geburtsplanung mit einbezogen werden. Sie kann die werdende Mutter zum Beispiel schon zum Geburtsvorbereitungskurs begleiten. Das ist keinesfalls unüblich. Dadurch lernt sie dann die Einstellungen der Frau zu bestimmten geburtshilflichen Themen genau kennen, kann sie dementsprechend motivieren und bei der Kommunikation mit den Geburtshelfern besser unterstützen und somit entlasten.

Für die Überlegungen zur Auswahl deiner Begleitperson(en) kannst du dir folgende Fragen stellen:

- ★ Ist es für mich in Ordnung, wenn die Person mich nackt sieht?
- ★ Ist es für mich problematisch, wenn sie dabei ist, während ich mich übergeben muss oder wenn beim Pressen Stuhlgang abgeht? Ehrlich gesagt kann man sich das vorher wohl mit fast niemandem „richtig gut" vorstellen. Wenn es dann aber soweit ist, ist es vielen Frauen in dem Moment völlig egal.
- ★ Kann ich mir vorstellen, von ihr gut unterstützt zu werden?

- ★ Ist die Person emphatisch? Kann sie mich gut unterhalten, wenn ich Ablenkung brauche, aber auch ruhig sein, wenn ich mich konzentrieren muss?
- ★ Behält die Person die Nerven, wenn es mal kritisch wird oder muss ich mich dann eher um sie kümmern?
- ★ Kann ich mit ihr „Tacheles" reden, wenn es darauf ankommt? Oder ist sie eher jemand, der schnell beleidigt wäre, wenn ich sie unter den Wehen, warum auch immer, nicht gerade mit Samthandschuhen anfassen sollte?

Eine Hebamme als Begleitperson

Manchmal geht es organisatorisch nicht, dass ein Familienmitglied oder ein guter Freund mit zur Geburt kommen – zum Beispiel, wenn Familie und Freunde weit entfernt wohnen. Vielleicht gehörst du aber auch einfach zu den Frauen, die während der Geburt am liebsten ganz allein sein möchten.

In diesen Fällen kann auch eine Hebamme mit Belegvertrag (Beleghebamme) deine Begleitperson sein. Wenn du einen guten Draht zu ihr hast und ihr vertraust, ist es vollkommen in Ordnung, während der Geburt keine weiteren Begleitpersonen zu haben.

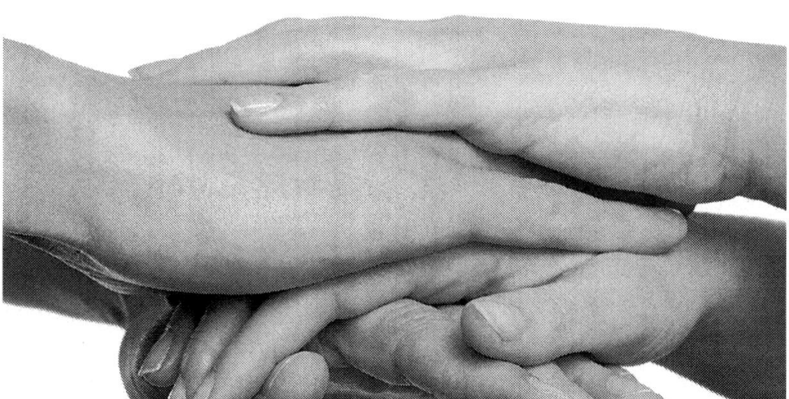

Die Hebamme

Eine Hebamme ist natürlich ganz grundsätzlich bei jeder Geburt dabei. Im Fall einer Geburtshaus-, Haus- oder Beleggeburt lernt man sie sogar schon in der Schwangerschaft kennen und ist, wenn man sich zur Geburt trifft, miteinander bereits recht vertraut. Dieses oft sehr enge und vertrauensvolle Verhältnis entsteht normalerweise durch die regelmäßigen Vorsorgeuntersuchungen und Vorgespräche. Es ist daher von Vorteil, wenn von vornherein die Chemie stimmt und du die Hebamme entsprechend passend ausgewählt hast.

Im Kapitel „Fragebögen für deine Hebamme" gebe ich dir praktische Tipps für die Hebammensuche – Checkliste inklusive.

Aber auch dann, wenn man eine normale Krankenhaus-Geburt anvisiert, sollte man sich während der Schwangerschaft von einer „Vorsorge-Hebamme" betreuen lassen und mit ihr über die Erwartungen und Wünsche an die Geburt sprechen. Sie selbst wird zwar bei der Geburt nicht dabei sein, kann dich aber dennoch bezüglich der Abläufe und deiner Überlegungen dazu beraten.

Die Geburtsbetreuung übernehmen dann die Klinik-Hebammen, die es regelmäßig gewöhnt sind, sich innerhalb kurzer Zeit auf viele, sehr verschiedene Frauen einzustellen. Für die Betreuung hilft es aber auch ihnen, etwas genauer zu wissen, wie sich die Frau ihre Geburt ungefähr vorstellt. Dazu braucht es keinesfalls gleich einen kompletten Geburtsplan. Es reicht schon aus, einfach zu sagen, dass man sich beispielsweise eine möglichst interventionslose Geburt oder eben eine mit PDA wünscht oder was auch immer.

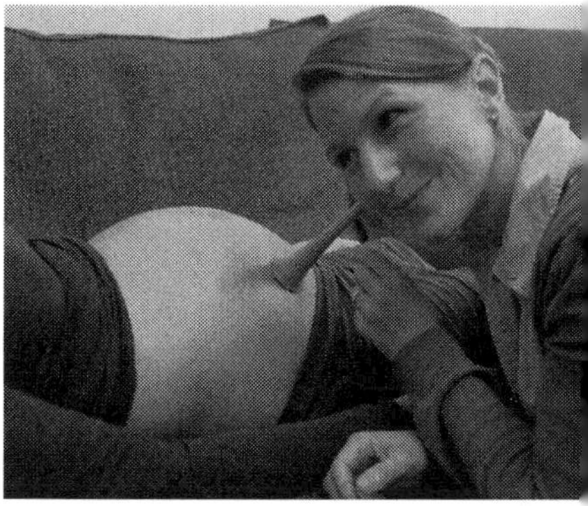

Es ist sogar möglich, bereits bei der Anmeldung im Krankenhaus diesbezüglich einen Vermerk in die eigene Patientenakte schreiben zu lassen. Dann können sich die diensthabenden Hebammen, und auch das restliche behandelnde Team, vorab ein Bild von dir und deinen Wünschen machen. Wenn dort beispielsweise steht: „Wünscht Wassergeburt", wird die Hebamme das in ihrer „Geburtsleitung" besser berücksichtigen können.

Letztlich ist es hier aber natürlich Zufall, welche Hebamme einen unter der Geburt betreuen wird und ob das gut für einen passt oder eben nicht. Grundsätzlich kommt es eher selten vor, dass die Chemie mit der Kreißsaalhebamme einfach nicht stimmen will. Sollte das aber doch mal der Fall sein, ist es umso wichtiger, sich auf den mitgebrachten Geburtsbegleiter konzentrieren und verlassen zu können. Im allerschlimmsten Fall könntest du auch fragen, ob die zweite, im Kreißsaal (hoffentlich) vorhandene, Hebamme die Betreuung übernehmen könnte. Aber wie gesagt, das ist nicht üblich und nur eine Notfallmaßnahme.

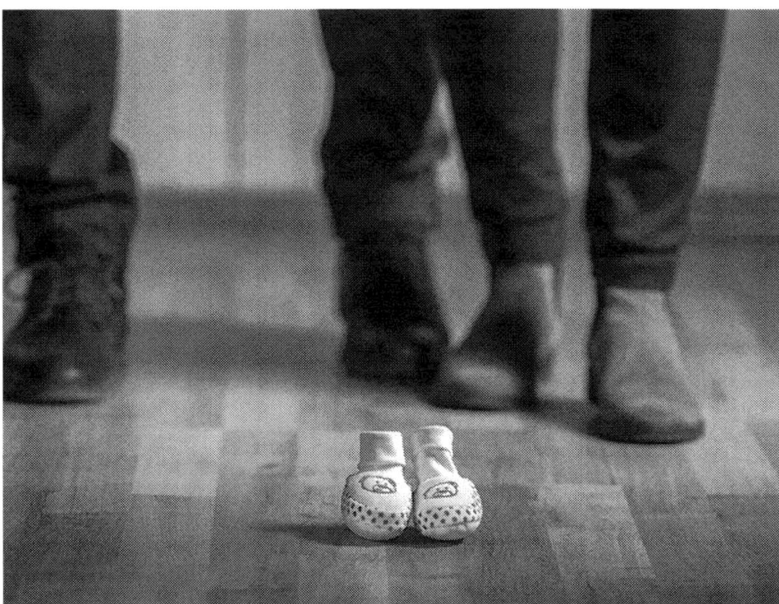

Eine Doula

Klinik-Hebammen, das muss man leider sagen, können natürlich nicht immer die ganze Zeit über bei dir bleiben. Eine kontinuierliche 1:1-Betreuung ist in der Regel einfach nicht vorgesehen. Wenn also im Kreißsaal gerade sehr viel los ist, muss die Hebamme mehrere Frauen parallel betreuen, sodass die einzelnen Paare auch immer mal wieder auf sich alleine gestellt sind. Das muss auch gar nicht unbedingt schlimm sein, denn es gibt durchaus Phasen der Geburt, in denen Frauen mit den Wehen gut alleine klar kommen oder diese „Zeit für sich" sogar sehr zu schätzen wissen. Aber es kann auch sehr ungünstig laufen. Und dann hängt es an der Begleitperson, die Motivation der werdenden Mutter aufrecht zu erhalten und für die Befriedigung ihrer akuten Bedürfnisse zu sorgen. Gerade eine Doula kann diese mögliche Lücke des Klinikalltags oft sehr gut schließen.

Aber was ist eigentlich eine Doula? Eine Doula ist eine Geburtsbegleiterin, die du privat buchen kannst. Du lernst sie schon in der Schwangerschaft kennen und dann begleitet sie dich bei der Geburt – wenn gewünscht auch zusätzlich zum eigenen Partner. „Doula" ist keine geschützte Berufsbezeichnung und Doulas haben keinerlei medizinische „Funktion" oder Verantwortung. Dennoch haben wohl die meisten eine spezielle Doula-Ausbildung absolviert. Ihre „Aufgabe" ist vor allem die persönliche Begleitung und Unterstützung der Frau, so wie das vielleicht eine gut informierte Freundin tun würde. Die Doula-Betreuung wird nicht von der Krankenkasse bezahlt, sondern muss selbst finanziert werden.

Lies hierzu auch gerne im Hebammenblog:
Geburtsbegleitung mit Doula – Ein Interview mit Dorothee Gaupp[3]

3 hebammenblog.de/schoene-geburt/doula-gaupp

Für alle, die sich jetzt fragen, warum die betreuende Vor- und Nachsorge-Hebamme nicht mit in die Klinik kommen kann, wenn eine Doula das darf: Zum einen geht das aus rechtlichen und finanziellen Gründen nicht und zum anderen gibt es ja genau dafür Beleghebammen, die sich dann auch organisatorisch darauf einstellen für die Geburt in Bereitschaft zu sein. Der rechtliche Aspekt ist dann durch einen speziellen Belegvertrag mit der Klinik abgedeckt, genauso wie die Bezahlung extra geregelt wird.

Dein Dreamteam

Warum mehr Begleiter nicht unbedingt auch mehr helfen

Die ein bis zwei Begleitpersonen sind in der Regel der Partner plus eine Freundin, Schwester, Mutter oder Schwiegermutter. Manchmal auch in beliebig anderer Kombination. Das funktioniert oft gut. Wenn aber mehr als zwei Menschen dabei sind, wird es schnell unruhig. Vor allem dann, wenn vereinbart wurde, sich zwischendurch abzulösen. Dann geht es manchmal zu, wie in der U-Bahn: Tür auf – Tür zu. „Will noch jemand rein? Nein – ja – warte, ich komm noch mit – ich geh mal grad eine rauchen – ich hol mir nen Kaffee, willste auch?“ Das ist katastrophal und leider auch nicht übertrieben.

Auf eine Bezugsperson kann man sich ganz gut einstellen, aber nicht alle drei Minuten auf eine neue. Es entsteht Unruhe und die Intimsphäre wird gestört. Außerdem wird der Fokus von der Schwangeren genommen, wenn sich die Begleiter dann angeregt über Fußball, das Essen von gestern oder gar die eigenen, meist dramatischen, Geburtserlebnisse unterhalten, während die Frau – weitgehend unbeachtet – ihre Wehenarbeit macht. In seltenen Fällen habe ich auch schon mal gute Erfahrungen mit einem mehrköpfigen Betreuungsteam gemacht. Meistens ist ein größeres Team aber leider nicht so hilfreich.

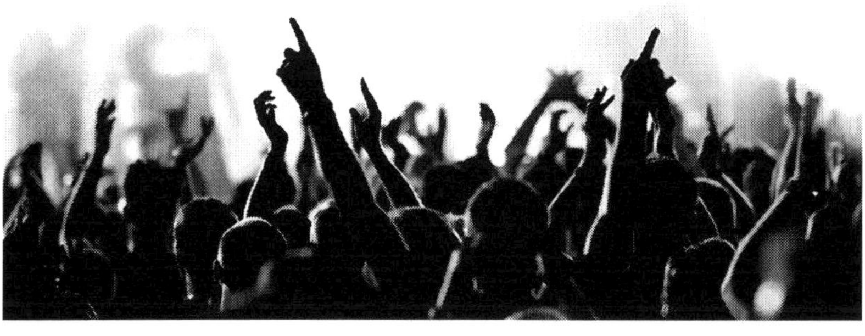

Lies hierzu auch gerne im Hebammenblog:
Die Fankurve im Kreißsaal[4]

Vor der Kreißsaaltür warten

Manche Familien vereinbaren auch, dass sie vor der Kreißsaaltür warten. Auch diese Variante finde ich ungünstig. Wir Hebammen können unsere Frauen schlicht und einfach nicht mehr gut betreuen, wenn es ständig an der Tür klingelt und wir wartenden Angehörigen erklären müssen, dass es sicher noch Stunden dauern wird. Die Schwangeren fühlen sich unter Druck gesetzt. Und die Wartenden verbringen unter Umständen eine ganze, schlaflose Nacht auf den unbequemen Stühlen vor der Kreißsaaltür.

Noch schlimmer ist es, wenn die Wartenden jede vom Personal ausgelöste Türöffnung dazu nutzen, in den Kreißsaal zu huschen. Sie landen dann auch gerne mal im völlig falschen Zimmer und stören so die Intimsphäre einer ganz fremden Frau empfindlich.

Bei allem Verständnis für die Aufregung in den Familien: Das geht nicht.

Du bestimmst dein Dreamteam

Wie viele, und wen genau, du bei der Geburt dabei haben möchtest, ist wie so vieles Typsache. Jede Frau hat da ihre ganz eigenen Vorstellungen und sozialen sowie kulturellen Prägungen. Es gibt zum Beispiel Kulturen, in denen eine Schwangere von mehreren erfahrenen Frauen begleitet wird. Ich finde das im Prinzip eine sehr schöne Vorstellung. Es klingt so nach Frauensolidarität und wissender Unterstützung.

Wenn du dich trotz der oben beschriebenen Problematiken dafür entscheidest mehr als zwei Personen mit zur Geburt zu nehmen, ist es günstig, vorab zu klären, wer dein Hauptbegleiter ist. Halte dir außerdem die

4 hebammenblog.de/schoene-geburt/fankurve

Möglichkeit offen, dein Team im Verlauf der Geburt zu verkleinern. Deine Begleiter sollten sich untereinander mögen und in der Lage sein, aufkommende Konflikte zurückzustellen. Einen plötzlichen Streit zwischen ihnen kannst du während der Geburt ganz und gar nicht gebrauchen.

Du hast jetzt die Erfolgsfaktoren für eine schöne Geburt kennengelernt und weißt, welche Vor- und Nachteile die verschiedenen Geburtsorte haben. Du kennst die unterschiedlichen Geburtsteamkonstellationen und hast während des Lesens vielleicht schon überlegt, welche Begleitpersonen du bei deiner Geburt gerne an deiner Seite haben möchtest. Das ist sehr gut! Denn jetzt geht es an die konkrete Geburtsplanung.

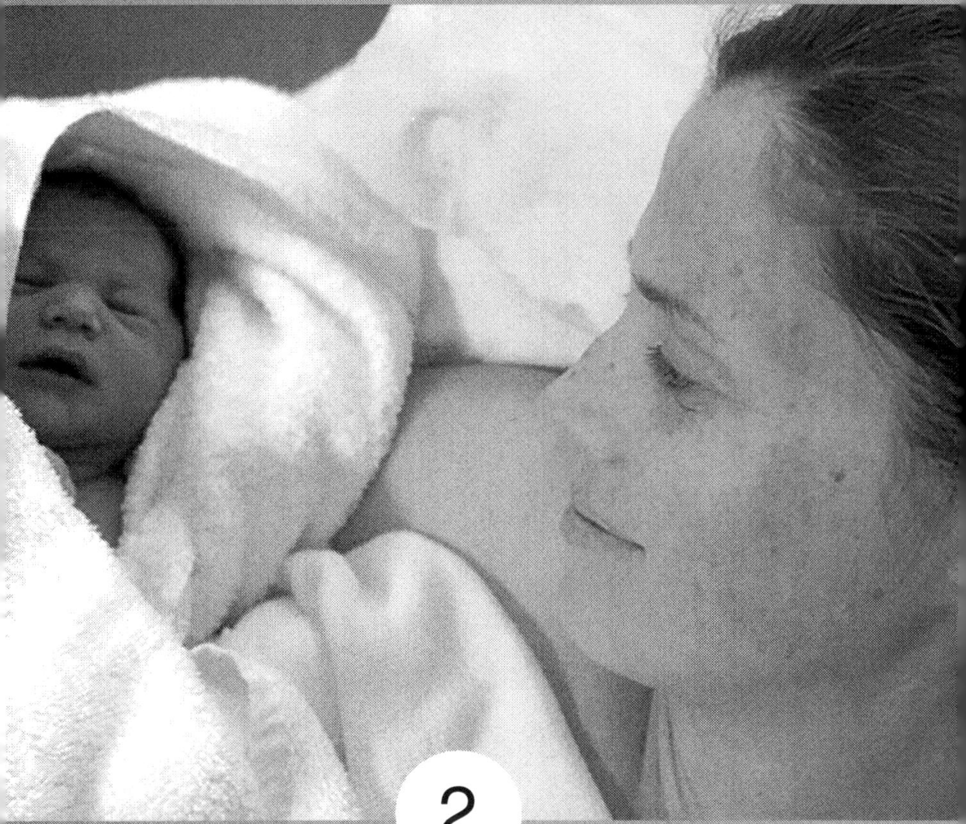

2

Plane und visualisiere deine Wunschgeburt

Einleitung

Alle Informationen, die du bis hierhin erhalten hast, werden jetzt gebündelt und strukturiert. Die Arbeitsblätter im Anhang unterstützen dich dabei, deine Vorstellungen klar zu formulieren sowie deine Wünsche zu klären und in die Tat umzusetzen.

Im folgenden Kapitel erkläre ich dir, wie du die verschiedenen Wunschlisten, Checklisten und Fragebögen am besten nutzt.

Vielleicht hast du, wie in der Einleitung des Buchs („So gestaltest du deine Traumgeburt mit diesem Buch") erwähnt, die Traumgeburtskarte bereits zu Beginn der Lektüre ausgedruckt und ausgefüllt? Wenn nicht, ist jetzt ein guter Zeitpunkt dafür gekommen.

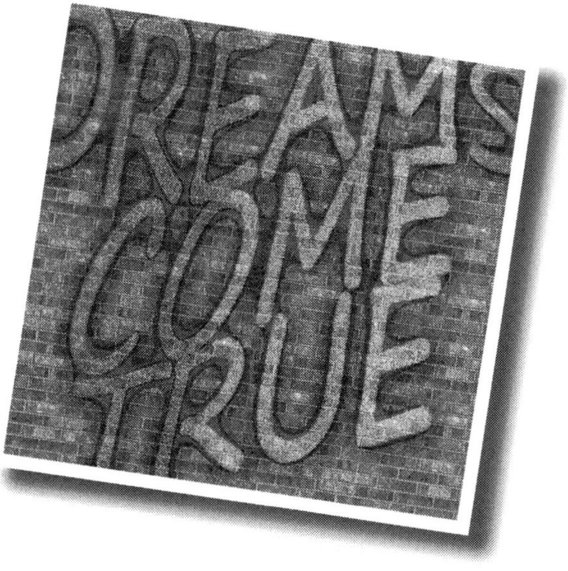

Immer dabei: deine Traumgeburtskarte

Die Traumgeburtskarte hilft dir dabei, deine Wünsche zu visualisieren und deine Vorstellungen einer schönen Geburt zu dokumentieren. Sie ist extra kompakt gestaltet, damit du sie im Mutterpass immer bei dir tragen, ansehen und bei Bedarf kontinuierlich anpassen kannst.

Gerade bei der ersten Geburt können sich deine Wünsche und Vorstellungen im Laufe der Zeit ändern. Ich habe es schon oft erlebt, dass Frauen zunächst eine Klinikgeburt wollten, weil sie sich so unsicher waren. Nachdem sie mehr Informationen gesammelt, sich mit ihrer Hebamme ausgetauscht und den Geburtsvorbereitungskurs besucht haben, wuchs ihr Selbstvertrauen und sie haben ihr Baby schließlich in einem Geburtshaus auf die Welt gebracht.

Andersherum kann das natürlich auch der Fall sein. Und bei einigen Frauen haben sich die Wünsche auch gar nicht verändert.

Wichtig ist einfach, dass du auf deinen Bauch hörst. Du kannst die Traumgeburtskarte so oft ändern, anpassen und erweitern, wie es für dich sinnvoll ist.

Traumgeburtskarte zum Ausdrucken

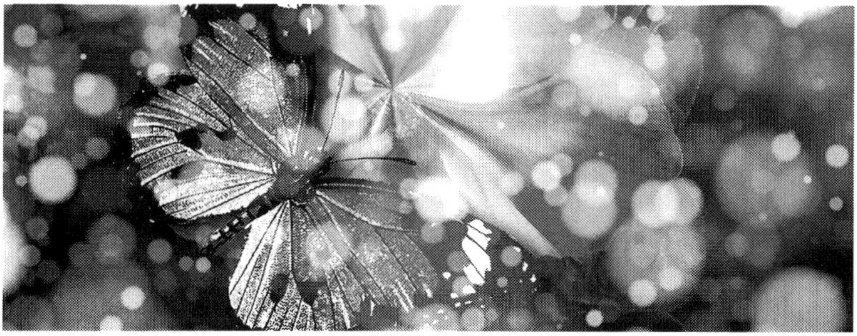

Schön detailliert: dein Geburtsplan

Ein Geburtsplan ist eine Niederschrift der Dinge, die dir für die Geburt wichtig sind. Ein Geburtsplan ist also so etwas wie deine Wunschliste für die Geburt.

Ist ein Geburtsplan aber wirklich sinnvoll? Ist es nicht viel besser, einfach alles auf sich zukommen zu lassen?

Das schließt sich gegenseitig gar nicht aus. Ich persönlich finde einen Geburtsplan gut. Denn dann hast du zumindest einmal aufgeschrieben, was du willst und was auf keinen Fall passieren soll.

Plan B

Trotzdem solltest du flexibel bleiben. Denn einiges wird sich vielleicht doch nicht so wie gewünscht umsetzen lassen. Dann darf nicht gleich das ganze Kartenhaus einstürzen. Das beste Beispiel dafür ist die Wassergeburt: Für viele Frauen ist sie im Vorfeld ein klares Muss. Dann kommen die Wehen und plötzlich merkt man: „Mist, im Wasser komm ich gar nicht klar. Ich will mich mehr bewegen und brauche Bodenhaftung.“ Dann ist es gut, wenn Plan B auch akzeptabel und dadurch nicht gleich die ganze schöne Wunschgeburt im Eimer ist.

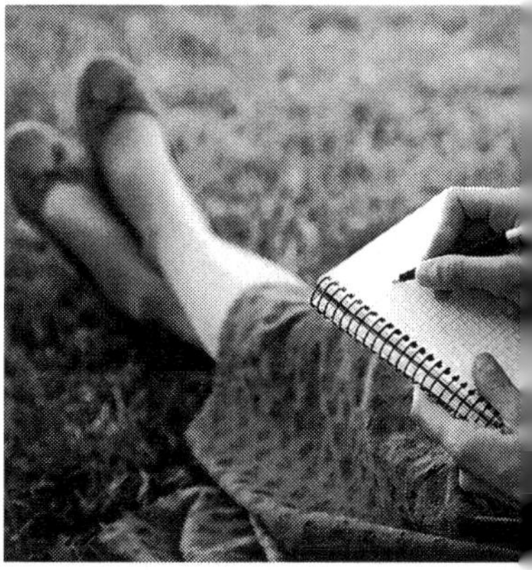

Oder man will alles so natürlich wie möglich und merkt dann aber plötzlich, man braucht unbedingt ein Schmerzmittel. Dann darf man nicht gleich denken, dass man versagt hat, nur weil der Plan ein anderer war.

Sieh es einfach so: Dein Geburtsplan hilft dir im Vorfeld, für dich selbst herauszufinden, was du möchtest und was nicht. So entwickelst du ein gutes Gespür für deine Bedürfnisse und kannst diese auch mit deinen Begleitpersonen besprechen. Denk aber dran, dass das Leben nicht bis ins kleinste Detail geplant werden kann und rechne damit, dass manche Dinge anders laufen oder sich deine Bedürfnisse während der Geburt ändern können.

Wenn du dich mit möglichen Alternativen auseinandersetzt, wird es während der Geburt umso einfacher.

Du kannst Alternativen auch direkt im Geburtsplan notieren. Zum Beispiel, indem du einmal die Ideal-Situation beschreibst und darunter eine mögliche Alternative.

Eine Geburt kann niemand perfekt planen. Nimm es einfach so, wie es kommt und mach das Beste daraus.

Planlos?

Der Geburtsplan soll dir helfen, dich aber nicht unter Druck setzen. Wenn du nicht der Typ dafür bist, musst du natürlich keinen konkreten Plan schreiben.

Ich gebe dir aber den Tipp, es zumindest zu versuchen. Einfach nur für dich. Denn durch die Beschäftigung mit dem Thema werden sich bestimmte Wünsche an die Geburt in deinem Kopf überhaupt erst bilden. Das alles braucht Zeit und ein bisschen Recherche. Den einen oder anderen schönen Geburtsbericht[5] zu lesen, kann dafür ebenfalls hilfreich sein. Und am Ende weißt du dann zumindest ungefähr, was du möchtest. Und wenn nicht, dann hast du herausgefunden, was du nicht möchtest. Auch das ist wichtig!

5 hebammenblog.de/schoene-geburt/geburtsberichte

Im Folgenden habe ich einen fiktiven Muster-Geburtsplan verfasst. Zur Verdeutlichung enthält er immer zwei mögliche Entscheidungs-Beispiele. Aber natürlich gibt es auch noch weitere Optionen, die möglich wären. Er soll dir einfach eine Idee geben, mit welchen Fragen du dich beschäftigen kannst. Pass ihn einfach an deinen Bedarf an.

Geburtsplan zum Ausdrucken

Kleine Hilfe: der fiktive Musterplan

Dieser fiktive Mustergeburts-Plan ist primär für den Fall einer Klinikgeburt gedacht, da sich die meisten Frauen für die Geburt in einem Krankenhaus entscheiden. Aber natürlich gibt es auch viele Parallelen zur außerklinischen Geburtshilfe. Für diesen Fall wird deine betreuende Hebamme sicherlich noch zusätzliche und genauere Absprachen mit dir treffen, die du dann ebenfalls entsprechend für dich festhalten kannst.

Viele Frauen geben ihren Geburtsplan zur Geburt in der Klinik ab. Das scheint zwar auf den ersten Blick Sinn zu machen – schließlich wissen dann die Geburtshelfer genau, was du dir wünschst – aber ich würde dennoch davon abraten. Viele Hebammen und Ärzte reagieren nicht gut auf einen solchen Plan. Das liegt daran, dass manchmal Geburtspläne auftauchen, die sehr kämpferisch geschrieben sind. Sie unterstellen dann den Geburtshelfern eine hohe Interventionsbereitschaft und wirken so, als wenn sich jede Frau ständig gegen Körperverletzungen aller Art zur Wehr setzen müsste. Das ist für das Klinikpersonal natürlich irritierend und mitunter sehr verletzend. Letztlich wünschen sie sich doch auch, eine gute Geburtshilfe zu leisten. Daher ist es sinnvoller deine Wünsche im direkten Gespräch zu äußern.

Der fiktive Muster-Geburtsplan

Partner:	Mein Partner soll in jedem Fall immer und bei allen Untersuchungen bei mir sein. Alle wichtigen Entscheidungen sollen in seiner Anwesenheit getroffen werden. (Wenn er sich gerade einen Kaffee holt, muss eben abgewartet werden.) *Alternative: Mein Partner soll bei vaginalen Untersuchungen immer erst den Raum verlassen.*
Geburts-positionen:	Ich möchte mich so viel wie möglich bewegen. Ein CTG soll, wenn möglich, immer mit einem Telemetriegerät geschrieben werden, das mir maximale Bewegungsfreiheit ermöglicht. Alternativ kommt für mich auch ein stationäres Gerät mit einem ausreichend langen Kabel infrage. Ich freue mich über Vorschläge zu alternativen Gebärpositionen. Wenn irgendein Ereignis das Liegen wirklich unbedingt nötig macht, dann bitte ich vorab um ein paar erklärende Worte. Wenn das Ereignis vorbei ist, möchte ich gerne wieder zu aufrechten Positionen angeregt werden.
Schmerzmittel:	Ich möchte möglichst ohne Schmerzmittel auskommen und daher auch keine entsprechenden Optionen aktiv angeboten bekommen. Für den Fall, dass ich es mir unter der Geburt anders überlege, möchte ich zunächst ein sanftes Schmerzmittel verabreicht bekommen, das weder mich noch den Geburtsverlauf nachhaltig einschränkt oder beeinflusst. Eine PDA schließe ich dennoch nicht grundsätzlich aus. *Alternative: Ich will unbedingt die PDA und wünsche mir, dass mich eine Hebamme bezüglich des besten Zeitpunkts dafür berät.*

Gebärwanne:	Ich möchte mir gerne die Option einer Wannengeburt offen halten und wünsche mir, dass die betreuende Hebamme mir dabei hilft, den richtigen Zeitpunkt für den Beginn des Bades zu finden.
Aufklärung – vor allem in unerwarteten Situationen:	Ich möchte über den Geburtsverlauf Bescheid wissen und beim Auftreten von Komplikationen möglichst frühzeitig informiert werden. Wenn es sich also verhindern lässt, dann möchte ich von der Notwendigkeit akuter Maßnahmen nicht unnötig überrascht werden. *Alternative: Ich möchte von meinem Recht auf Nichtwissen Gebrauch machen. (Ja, das gibt es wirklich! Man muss es allerdings selbst einfordern, ansonsten gilt die Informationspflicht.) Mich macht es eher nervös, ständig über alles ganz genau informiert zu werden. Updates daher bitte nur sporadisch oder im Notfall!*
Austreibungsperiode:	Ich möchte es gerne allein meinem Körper überlassen, zu entscheiden, wann ich presse und brauche daher nicht aktiv dazu angeleitet werden. Es sei denn, ich finde von allein keinen guten Rhythmus. Dann möchte ich gerne bei der richtigen Atemtechnik unterstützt werden, vor allem, um dadurch meinen Damm zu schonen. Ich wünsche mir auch in dieser Schlussphase der Geburt eine ruhige Atmosphäre und Umgebung. *Alternative: Ich möchte möglichst zu jeder Zeit gut und aktiv angeleitet werden. Dann muss ich mir selbst darüber keine Gedanken machen.*

Dammschutz:	Ich gehe davon aus, dass das Wort Schutz ernst genommen wird. Einen Dammschnitt möchte ich, wenn es irgendwie geht, vermeiden. *Alternative: Lieber einen gezielten Schnitt, als zu reißen.*
Licht:	Ich wünsche mir, dass das Licht, wenn möglich, gedimmt bleibt. Mein Baby soll nicht im Flutlicht geboren oder später davon geblendet werden.
Nabelschnur:	Ich wünsche mir, dass die Nabelschnur auspulsieren kann. Mein Partner soll die Nabelschnur anschließend durchtrennen dürfen, wenn er das möchte. *Alternative: Das überlasse ich ganz der Klinik. Das ist mir nicht so wichtig.*
Bonden und Stillen:	Ich möchte mein Baby sofort nach der Geburt auf den Bauch legen können. *Alternative: Ich möchte, dass das Baby auf jeden Fall erst gut abgetrocknet und ggf. sauber gemacht wird. Erst dann soll es zu mir kommen.* Ich wünsche mir, dass wir (wenn irgend möglich) ungestört bleiben, bis mein Kind zum ersten Mal an der Brust trinken konnte. Mindestens aber für die erste Stunde nach der Geburt. Sollte es mir nicht so gut gehen, soll mein Partner in der Zeit mit dem Baby bonden. Nicht dringende Untersuchungen, wie Wiegen und Messen, können warten. *Alternative: Ich kann oder möchte nicht stillen, aber gerne in der ersten Stunde mit dem Baby kuscheln. Die Hebamme soll bitte entscheiden, wann das erste Fläschchen nötig ist.*

Nachgeburt: Ich möchte mir die Plazenta gerne ansehen. Die Plazenta möchte ich mitnehmen, da ich sie im Garten vergraben und ein Bäumchen darauf pflanzen möchte.

Alternative: Die Plazenta möchte ich nicht sehen. Ich habe gehört, sie sieht aus wie Leber und ich hasse Leber! Daher bitte nicht zeigen, sondern gerne so schnell wie möglich aus meinem Blickfeld schaffen.

Baby: Sollte das Kind Anpassungsstörungen haben, möchte ich, dass es soweit wie möglich auf meinem Bauch versorgt wird. Sollte das nicht möglich sein, möchte ich, dass es mein Partner bei allen Maßnahmen und Untersuchungen begleitet.

Musterplan zum Ausdrucken

Fragebögen für …

Eine kleine Auswahl möglicher Fragen an das Geburtsteam habe ich hier für dich vorformuliert. Du kannst die Liste bearbeiten und weiterentwickeln, ganz so, wie es für dich passt. Die Fragen sind als Anregungen für dich gedacht, du musst sie nicht in genau der Reihenfolge oder im gesamten Umfang abarbeiten. Vielmehr sollen sie dir dabei helfen, deine eigenen Fragen zu formulieren.

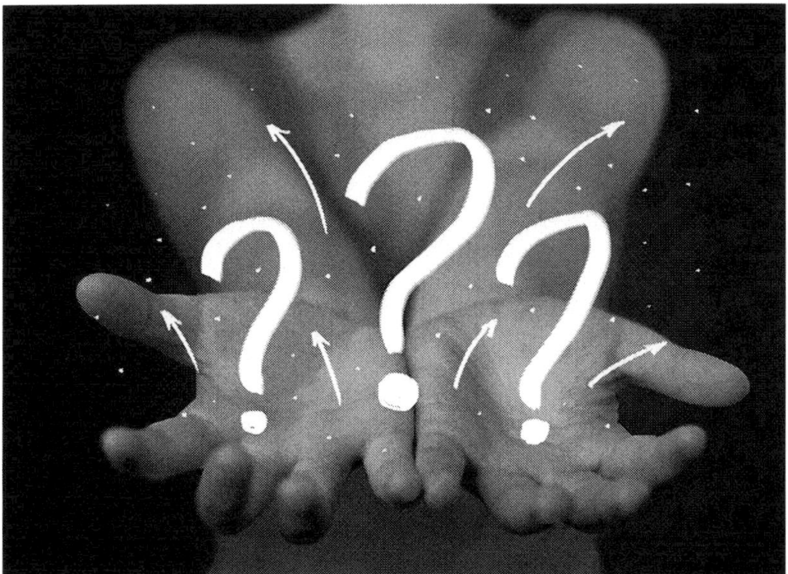

… das Geburtsteam in der Klinik

Jede Klinik ist ein bisschen anders und hat neben den geburtshilflichen Richtlinien, die für alle gleichermaßen gelten und mehr oder weniger streng eingehalten werden, ihre ganz eigenen Hausregeln.

Die folgenden Fragestellungen an die Klinik helfen dir dabei herauszufinden, welches Krankenhaus für dich das richtige ist. Du kannst sie bei einem Infoabend stellen oder aber im persönlichen Einzelgespräch.

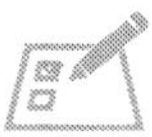

Frageliste zum Ausdrucken

Diese Liste findest du auch im Anhang. Sie hat ausreichend Platz für Antworten und Notizen, sodass du sie dir als bequeme Arbeitshilfe ausdrucken kannst.

- ★ Ab wann soll/kann ich in die Klinik kommen? Komme ich direkt zum Kreißsaal?
- ★ Wie ist das Aufnahmeprozedere (CTG, Blutentnahme, Abstriche …)?
- ★ Wer betreut mich? Wann sind die Schichtwechsel (Uhrzeiten)?
- ★ Wie viele Hebammen, Geburtshelfer, Anästhesisten, Kinderärzte etc. sind pro Schicht anwesend? Und nachts und am Wochenende?
- ★ In welchen Fällen ist ein Arzt im KRS mit anwesend?
- ★ Kann ich während der Wehen noch auf dem Gelände spazieren gehen?
- ★ Bekomme ich während der Geburt bei Bedarf etwas zu essen? (Ehrlich gestanden ist Hunger ein relativ sicheres Zeichen dafür, dass die Wehen noch nicht so stark sind.)
- ★ Wo bekommt mein Partner gegebenenfalls etwas zu essen oder zu trinken? Sollen wir uns besser selbst etwas mitbringen?
- ★ Welche Schmerzmittel stehen zur Verfügung?
- ★ Wie hoch genau ist die Dammschnittrate?
- ★ Wie hoch genau ist die Kaiserschnittrate?

- ★ Welche Ausstattung steht zur Verfügung? Wanne, Gebärhocker, Matte, Seil etc.
- ★ Was muss ich sonst noch über dieses Haus wissen? Welche Besonderheiten oder Einschränkungen gibt es?

... deine Hebamme

Auch bei Haus- oder Beleggeburten lohnt es sich, mit der betreuenden Hebamme vorab bestimmte Themen zu klären.

Bei einer Geburtshausgeburt ist das insofern anders, als dass man das ganze Team erst nach und nach kennenlernt und daher nicht nur das eine Kennenlern-Gespräch führt. In dem Fall ist es erstmal wichtig, dass man sich grundsätzlich mit dem Konzept des Hauses wohl fühlt. Die meisten Geburtshäuser haben Info-Abende, an denen alles Relevante besprochen wird und an denen du ein Gefühl für die Atmosphäre des Hauses bekommst.

Die folgenden Fragestellungen an die Hebamme kannst du zum Beispiel beim Erst-Telefonat oder Kennenlern-Termin stellen. Sie helfen dir dabei herauszufinden, ob sie die Richtige für dich ist. Bitte bedenke dabei, dass die Krankenkasse die Kosten nur für einen Kennenlerntermin einer Hebamme übernimmt. Solltest du also mehrere Hebammen persönlich treffen und interviewen wollen, müsstest du entsprechende Zusatztermine privat bezahlen. Ein Anruf kostet natürlich nichts, sondern nur der persönliche Kennenlern- bzw. Beratungstermin.

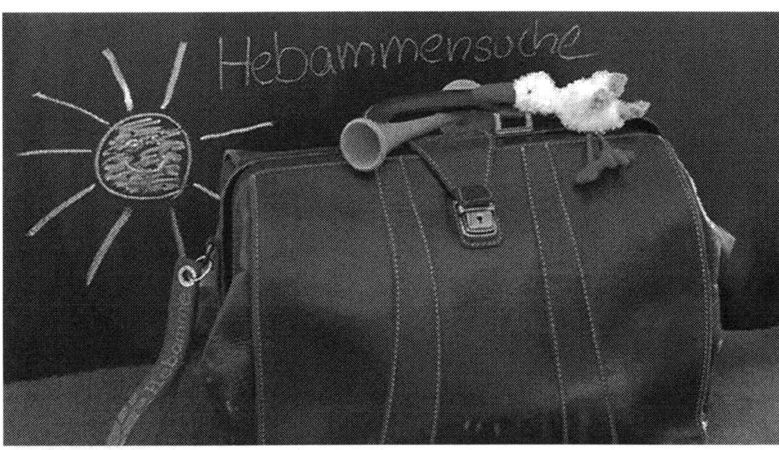

Fragebogen & Anleitung zur Hebammensuche zum Ausdrucken

Diese Liste findest du auch im Anhang zum Download. Sie hat ausreichend Platz für Antworten und Notizen, sodass du sie dir als bequeme Arbeitshilfe ausdrucken kannst.

Das möchte ich von meiner Hebamme wissen:

- ★ Wie lange bist du schon Hebamme?
- ★ Hast du Kinder? (Für mich persönlich übrigens kein Kriterium. Es gibt ja auch Männer, die Frauenärzte sind.)
- ★ Wie stehst du zu Stillen, Homöopathie, Wunschsectio ...?
- ★ Wie läuft die Betreuung bei dir ab?
- ★ Wie oft und wie lange kommst du zur Betreuung zu mir?
- ★ Kann ich dich auch zwischendurch anrufen, wenn ich eine Frage habe?
- ★ Wie erreiche ich dich? (Mail/Telefon/Handy)
- ★ Was passiert, wenn du mal nicht kannst, krank bist oder zeitgleich mit mir noch eine weitere Frau aus deiner Betreuung Wehen bekommt? Hast du dann eine Vertretung? Kann ich sie kennenlernen?
- ★ Kennst du dich mit Naturheilmitteln/Akupunktur/Homöopathie aus?

Wenn ich eine Hausgeburtshebamme möchte, könnte dies noch wichtig sein:

- ★ Gibt es ein Krankenhaus in der Nähe, mit dem du – im Falle von Komplikationen – gut zusammenarbeitest?
  (In manchen Kliniken gibt es einen „weichen Übergang". Das heißt, dass die Hausgeburtshebamme als Begleitperson solange bei der Frau in der Klinik bleiben darf, bis sie sich an die neue diensthabende Klinik-Hebamme „gewöhnt" hat.)
- ★ Was kostet mich deine Betreuung? (In der Regel wird die Rufbereitschaftspauschale von der Krankenkasse nicht bezahlt.)

- ★ Sollte ich eine Dammverletzung erleiden, kannst du sie selbst versorgen oder muss ich dann zur Naht ins Krankenhaus?

Wenn ich eine Beleghebamme möchte, könnte dies noch wichtig sein:

- ★ Wie läuft die Betreuung, wenn ich zum Beispiel zur Einleitung oder mit beginnenden Wehen in der Klinik aufgenommen werde? Dann bleibst du ja nicht permanent, womöglich über Tage, bei mir. Werde ich dann auch vom Klinikpersonal mitbetreut?
- ★ Wie sind die Übergänge? Oder rufe ich dich dann immer an, wenn ich Fragen habe?

Checkliste Kliniktasche

Ganz egal, auf welchem Portal oder in welcher Eltern-Zeitschrift man auch schaut, die Checklisten für die Kliniktasche sind meist unglaublich lang. Ich hörte schon von Paaren, die mit ihrer Geburtstasche wohl auch mühelos drei Tage in der Wildnis überstanden hätten. Ok, ich übertreibe – aber nur etwas.

Denn die Wahrheit ist aus meiner Sicht: Es gibt die wirklich wichtigen Dinge und dann noch ein paar ganz nette Extras. Wirklich nötig ist für eine Geburt in der Klinik oder im Geburtshaus am Ende nur ganz wenig.

Checkliste zum Ausdrucken

Das Minimum

★ Der Mutterpass
★ Die Versicherungskarte
★ Eine Waschtasche und Übernachtungssachen für drei Tage
★ Babysachen, in denen das Kind nach Hause gebracht wird
★ Babyschale/Kinderwagen für den Heimweg
★ Etwas Bequemes zum Anziehen für den Heimweg, falls deine Kleidung durch einen Blasensprung o.ä. gelitten hat

Das ist, aus meiner Sicht, auch schon das relevante Minimum, das du unbedingt bei dir haben solltest.

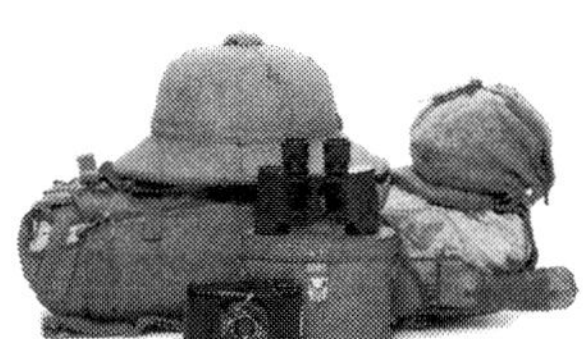

Die netten Extras

Hierbei unterscheide ich noch einmal zwischen der Zeit im Kreißsaal und dem eventuellen Aufenthalt auf der Wochenbettstation im Anschluss an die Geburt.

Für die Zeit im Kreißsaal

In der Klinik wird eigentlich für alles gesorgt, was für eine Geburt nötig ist. Wenn es aber richtig schön und nett werden soll, dann bring dir einfach all das mit, was du für dein Wohlbefinden brauchst. Hier ein paar Vorschläge und Anregungen, die sich beliebig erweitern lassen. Aber man sollte es natürlich nicht übertreiben. Eine Sporttasche, oder auch ein kleiner Koffer, sollte auf jeden Fall ausreichen, um alles unterzubringen.

- ★ Geburtsoutfit Du bekommst ein Nachthemd (manche sind hinten offen), aber du darfst dir auch gerne ein eigenes Hemd oder T-Shirt mitbringen. Viele Frauen fühlen sich in einem etwas größeren Hemd des Partners besonders wohl. Apropos Partner: Auch er sollte sich etwas Bequemes zum Anziehen mitnehmen. Hausschuhe für beide sind auch eine gute Idee.
- ★ Handtücher werden zwar gestellt, aber manchmal nur kleine. Ein Duschtuch kann also gut sein. Manche Familien wünschen sich, dass ihr Baby als Erstes in ein eigenes Tuch gewickelt wird, das schon nach „zu Hause" riecht. Vielleicht in einem schönen Rot? Dann dämpft es auch gleich das helle Licht etwas.
- ★ Warme Socken sollten auf jeden Fall mit. Denn mit warmen Füßen geht die Geburt besser voran. Wirklich! Eine alte Hebammen-Regel lautet: „Kalte Füße = Wehen-Bremse!"
- ★ Fettstift, denn durch das „Pusten" unter der Geburt bekommt man ganz schön trockene Lippen.
- ★ Essen (etwas Energiereiches), falls die Geburt lange dauert oder einfach in der Nacht kein Kiosk und keine Cafeteria mehr geöffnet hat. Für die Mutter eignen sich Traubenzucker und eventuell

Fruchtsäfte, denn unter starken Wehen hat man in der Regel gar keinen Hunger oder Appetit. Für den Partner sind Müsli-Riegel, Studentenfutter oder andere haltbare Snacks ideal. Das ist gerade auch dann hilfreich, falls ihr überstürzt aufbrechen müsst und keine belegten Brote mehr schmieren könnt.

- ★ Zahnbürste(n) Gerade dann, wenn es länger dauert, hat man eventuell mal das Bedürfnis nach einem kleinen Zwischenputz. Ihr atmet euch ja vermutlich die ganze Zeit über mehr oder weniger an.
- ★ Haarband/Spange bei langem Haar
- ★ Fotoapparat
- ★ Smartphone, um eure Lieben über die Geburt zu informieren. (Oder ganz bewusst kein Telefon dabei haben? Einfach eine Telefonkette organisieren und den ersten Anruf aus dem Kliniktelefon machen.)
- ★ Eigene Musik
- ★ Schöner Duft
- ★ Wärmflasche/Kirschkernkissen
- ★ Fruchtsaft-Eiswürfel zum erfrischenden Lutschen (Kann man in einer Thermoskanne mitbringen)
- ★ Buch für den Partner (oder zum Vorlesen), falls es länger dauert, ohne dass viel „passiert".

Für die Zeit auf der Wochenbett-Station

- ★ Necessaire (mit dem üblichen Inhalt)
- ★ Nachthemd/Schlafanzug (stillfreundlich)
- ★ Hausschuhe
- ★ Morgenmantel
- ★ Still-BH
- ★ Ladegerät für das Mobiltelefon oder etwas Geld, um das Kliniktelefon freizuschalten (Bitte nicht zu viel Bargeld oder andere Wertsachen mitbringen – leider wird immer mal wieder etwas geklaut)

- Heiratsurkunde zum Beantragen der Geburtsurkunde des Babys beim Standesamt. Denn die meisten Kliniken bieten hierfür einen entsprechenden Service an.
- Und bei unverheirateten Paaren: Die jeweiligen Geburtsurkunden der Eltern und ggf. die Vaterschaftsanerkennungsunterlagen (Diese können bei Bedarf schon vor der Geburt beim Jugendamt beantragt werden)

Hausgeburt?

Was du gegebenenfalls für eine Hausgeburt brauchst, besprichst du am besten mit deiner Hebamme. Denn hier ist einiges an Vorbereitungen nötig, die aber von Hebamme zu Hebamme variieren können.

Schlussgedanke – Planung

Was die tatsächlichen Vorbereitungen zur Geburt betrifft, ist deine Planung an dieser Stelle eigentlich abgeschlossen. Aber die Geburtsvorbereitung besteht ja nicht nur aus To-dos und Organisation.

Eine mindestens genauso wichtige Rolle spielt die mentale Ausrichtung und die innere Vorbereitung auf die Geburt.

In der Betreuung von Frauen unter der Geburt zeigt sich mir immer wieder: Es gibt einige Fähigkeiten, die das Ereignis gut erlebbar machen. Das Gute daran: Diese Fähigkeiten sind trainierbar.

Daher gehe ich in den folgenden Kapiteln darauf ein, wie du mit deinen Ängsten umgehen kannst und zeige dir, wie du gezielt deine Psyche stärkst. Strategien für den Geburtsverlauf und die mentale Ausrichtung runden das Kapitel ab und geben dir Werkzeuge an die Hand, um gestärkt und selbstbewusst in die Geburt zu gehen.

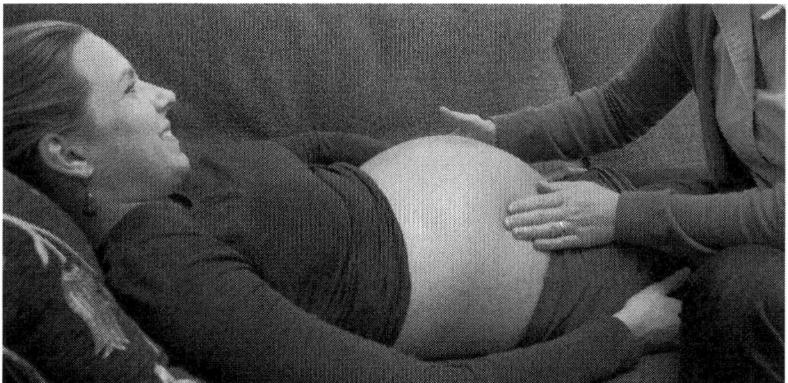

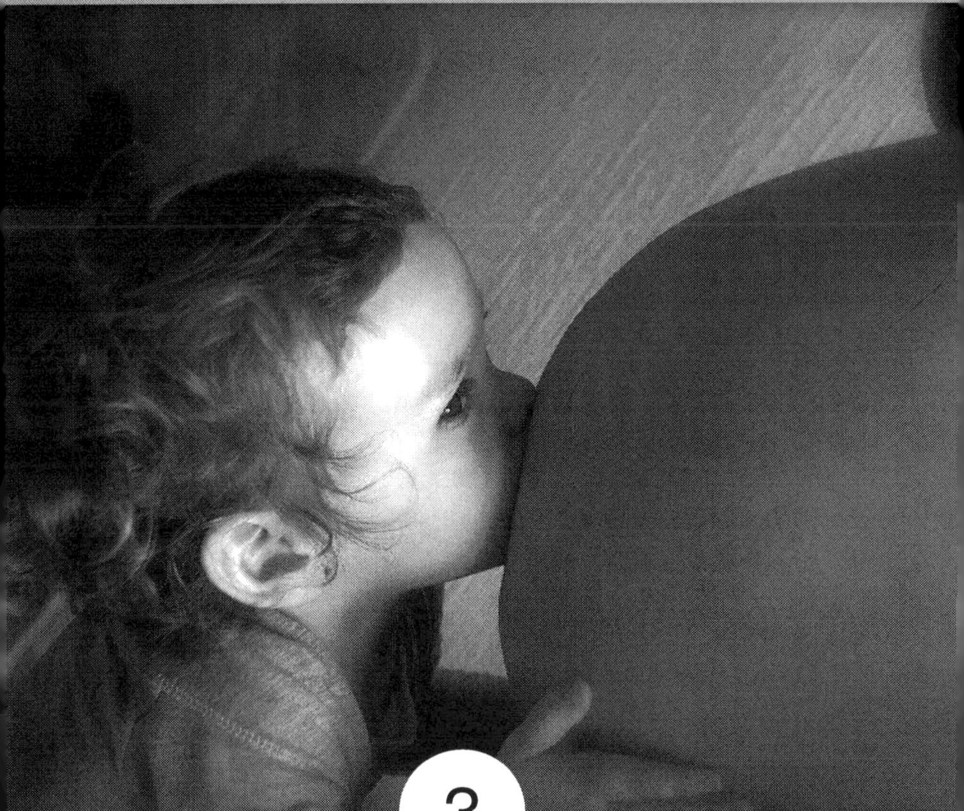

3

So bändigst du deine Ängste

Einleitung

Angst vor der Geburt zu haben, ist ganz normal. Schließlich kommt sie unaufhaltsam auf einen zu und man weiß nicht wirklich, wie es werden wird. Wie reagiert man wohl unter der Geburt? Wie verhält sich der eigene Körper? Was ist mit dem Schmerz? Dem Baby? Mit mir? Wird alles gut? All das sind richtige und wichtige Fragen. Dennoch lösen sie natürlicherweise oft Ängste aus. Neuland zu betreten – und das ist im Hinblick auf die Geburt eine ziemliche Untertreibung – ist immer auch eine große Herausforderung, oder?

Wenn mir eine Schwangere im Vorgespräch erzählt, dass sie so gar keine Angst oder Respekt vor der Geburt hat, dann bin ich eher skeptisch. Das sind oft Meisterinnen des Verdrängens und bei der Geburt kommen die Ängste dann mit aller Macht und ganz plötzlich an die Oberfläche.

Es ist wichtig, sich von seinen Ängsten nicht lähmen zu lassen. Schau sie dir genau an, rede darüber und entwickle eine Strategie für den Umgang mit ihnen. Du kannst zum Beispiel mit deiner Hebamme darüber sprechen. Sie wird dir bestimmt gut dabei helfen, die Gründe für deine Angst zu erkennen und sie zu entkräften.

Die Ängste, von denen Schwangere mir am häufigsten erzählt haben, beleuchte ich im Folgenden etwas genauer und zeige dir Ansätze, wie du mit ihnen umgehen kannst. So findest du für das eine oder andere Thema vielleicht auch ganz allein eine Lösung.

Mantren und Affirmationen gegen den Schmerz

Wie bekommt man die Angst vor dem Geburtsschmerz in den Griff?

Man kann sich zum Beispiel beruhigende oder Mut machende Mantren immer wieder aufsagen, bis sie irgendwann ganz tief einsickern und dadurch wirken. Am besten, du überlegt für dich selbst, welches Mantra zu dir passt. Als Anregung gebe ich dir hier ein paar Beispiele für solche Positiv-Gedanken.

Deine eigenen Mantren und Affirmationen kannst du auch direkt in die Traumgeburtskarte eintragen. Dort ist genügend Platz für Notizen, Gedanken und deine ganz persönlichen Mutmacher.

Traumgeburtskarte zum Ausdrucken

Sag dir:

- ★ Ich bin stark!
- ★ Ich atme die Wehen weg. Jede einzelne verpuste ich, bis sie im Nichts zerfällt.
- ★ Mein Körper ist dafür gemacht, eine Geburt gut zu meistern.
- ★ Mein Partner steht mir bei. Er stützt mich mental. Er glaubt an meine Kraft. Ich glaube an meine Kraft.
- ★ Ich lasse die Wehen geschehen und freue mich über jede einzelne. Denn jede Wehe bringt mich näher an mein Ziel, mein Baby im Arm zu halten.
- ★ Mein Körper ist stark und er hilft mir, indem er die Schmerzen mit Endorphinen abpuffert.
- ★ Nach jeder Wehe kommt eine Pause. Ich genieße jede Pause bewusst.

- ★ Die Pausen sind länger als die Wehen.
- ★ Ich öffne mich wie eine Blüte. Wenn sie voll entfaltet ist, kommt mein Baby!
- ★ Ich kann das. Mein Körper kann das.
- ★ Ich surfe auf den Schmerzwellen.

Wenn du die klare Entscheidung triffst, der Kraft deines Körpers zu vertrauen, dann wirst du auch den Schmerz bewältigen.

Oder, wie Marie Mongan, die Begründerin der Hypnobirthing-Bewegung, sagt:

„When you change the way you view birth,
the way you birth will change."

(Das bedeutet: Wenn du deine Einstellung zur Geburt änderst, dann verändert sich dadurch auch deine Geburt.)

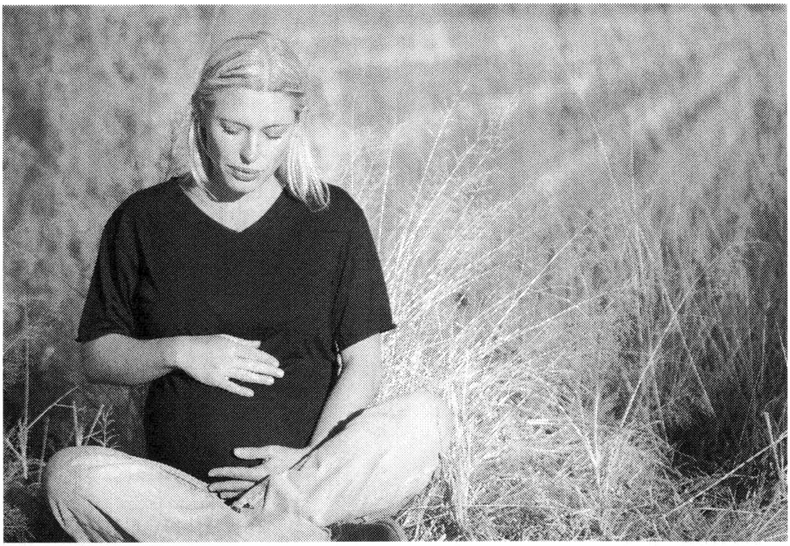

Meistere die Versagensangst

Die meisten Frauen wünschen sich vorab eine möglichst natürliche Geburt. Vielleicht hast du aber auch Angst, die Geburt nicht ohne medikamentöse Hilfe schaffen zu können. Na und? Das ist in Ordnung. Für diesen Fall gibt es ja Schmerzmittel. Lass es auf dich zukommen. Vielleicht wirst du über dich hinauswachsen und Kräfte entwickeln, von denen du bisher nichts wusstest. Aber vielleicht brauchst du auch einfach etwas mehr Hilfe. Sei nicht so streng mit dir. Alles was dir zu einer schönen Geburt verhilft, ist gut. Finde den für dich besten Weg heraus. Lass dich von den Wegen der Anderen nicht ablenken. Du allein sollst am Ende zufrieden mit deiner Geburt sein.

Jede Geburt ist einzigartig und bringt am Ende sowohl ein Kind als auch eine Mutter hervor – ganz egal, wie die Geburt verlief. Es gibt kein „richtig" und kein „falsch" bei der Geburt. Ideal wäre ein: „Für mich war es gut so". Du wirst dich vor niemandem rechtfertigen müssen und bekommst auch keine Note dafür. Aber am Ende gehst du mit deinem Kind im Arm nach Hause. Was soll also passieren?

Angst vor Fremdversagen

Menschliches Unvermögen – egal ob fachlich oder charakterlich – kann einem leider überall im Leben begegnen. Von extrem seltenen Komplikationen abgesehen wäre das Schlimmste, das dir während der Geburt passieren könnte, der Verlust deiner Selbstbestimmtheit. Zum Beispiel dann, wenn du von Interventionen völlig überrumpelt wirst.

Nach der sorgsamen Auswahl des Geburtsortes und deiner Begleitpersonen, wie im Buch beschrieben, ist das relativ unwahrscheinlich, aber natürlich

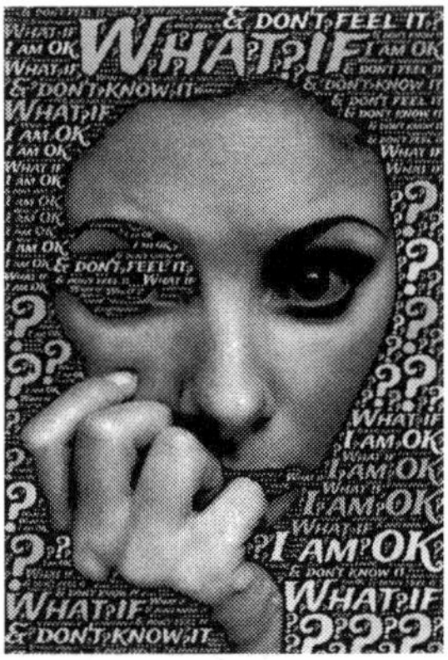

nie zu 100% auszuschließen. Denk aber dran: Selbst bei Notfällen ist immer noch Platz für eine kurze Erklärung oder Nachfrage.

Wenn du also in eine Situation kommst, in der du dich von Ärzten, Klinikpersonal oder vielleicht auch Hebammen überrumpelt fühlst, liegt das an der Unfähigkeit Einzelner, mit so einer Situation adäquat umzugehen. Das ist schlimm und bedarf einer guten Nachbearbeitung (siehe Kapitel „Worst Case und Erste Hilfe“). Vergiss aber nicht, dass dies nichts mit dir persönlich zu tun hat.

Beuge Verletzungen aktiv vor

Natürlich ist es eine schreckliche Vorstellung, dass so hochsensible Regionen wie Scheide oder Damm verletzt werden könnten. Und natürlich ist diese Gefahr real. Kann da was passieren? Ja, Schürfungen oder Risse kommen recht häufig vor und gehören als Risiko einfach mit dazu. Dammschnitte sind allerdings nur selten wirklich nötig. Und auch ein Dammriss klingt schlimmer als er eigentlich ist. In den meisten Fällen verheilt ein Riss schnell und komplikationslos.

Verletzungen sind umso seltener, je weniger unter der Geburt interveniert wird und je besser man die Pressphase, z.B. durch die richtige Atmung, kontrolliert. Bei einer assistierten Spontangeburt – das bedeutet bei einer Saugglocken- oder Zangengeburt – sind Verletzungen dagegen häufiger. Diese Hilfen sind beispielsweise nach einer PDA öfter notwendig, da der Pressdrang durch die Betäubung häufig unterdrückt wird.

Besonders zum „Powerpressen" angeleitete Frauen – wenn du also sehr stark und lange pressen sollst – haben mehr Geburtsverletzungen als Frauen, die nach ihrem eigenen Gefühl schieben können.

Weiter unten im Text gehe ich noch genauer darauf ein, wie du deinen Damm mit einer speziellen Atemtechnik am besten vor Verletzungen schützen kannst und welche Strategien in den einzelnen Geburtsphasen gut sind.

In meiner Beobachtung gehen Hockergeburten häufiger mit Dammverletzungen einher. Das deckt sich mit den Statistiken, die Hockergeburten eine höhere Blutungsgefahr bescheinigen (siehe: *„Geburtshilfe und Perinatalmedizin"* Rath, Werner et al.: 2010, Thieme Verlag).

Besonders wenig schwere Verletzungen sind bei Wassergeburten zu beobachten. Wahrscheinlich, weil das warme Wasser entspannend auf die Muskulatur wirkt und zu einer guten Dehnung des Gewebes beiträgt.

Vielleicht beruhigt es dich auch, dass man die Verletzung in dem Moment, in dem sie passiert, kaum spürt. Das Nähen einer Geburtsverletzung kann dagegen wieder unangenehm sein, geschieht aber mit einer lokalen Betäubung.

Und die gute Nachricht ist, dass du die Wahrscheinlichkeit für einen Dammriss durch eine vorbeugende Damm-Massage reduzieren kannst. Die Anleitung dafür findest Du im Kapitel „Geburtsvorbereitung".

Heilung und Pflege

Verletzungen wie der Dammriss heilen in der Regel gut. Natürlich ist das abhängig von der Schwere und Tiefe der Verletzung und der angewandten Nahttechnik. Besonders wichtig ist in jedem Fall Schonung und gute Pflege der Wunde.

Nach der Naht schwillt das Gewebe erst einmal an und man bekommt ein abschwellendes Medikament verabreicht. Durch Kühlung wird das Abschwellen weiter unterstützt.

Mein Tipp für die Wundpflege ist das Regenerations-Spray von Motherlove[6]. Es kann direkt nach der Geburt angewendet werden und wirkt sofort heilend, entspannend und erfrischend – letzteres übrigens auch bei intaktem Damm.

6 shop.hebammenblog.de/schoene-geburt/wundpflege

Wie du eine Dammverletzung gegebenenfalls weiter behandeln kannst, habe ich im Blog unter Dammpflege nach der Geburt[7] ausführlich beschrieben.

7 hebammenblog.de/schoene-geburt/dammpflege

Übe Hingabe statt Kontrollverlust

Es ist schwer unter der Geburt die Kontrolle zu behalten und eigentlich sogar kontraproduktiv. Denn für eine schöne Geburt ist aus meiner Sicht genau das Gegenteil davon, also völlige Hingabe und ein Loslassen, viel hilfreicher. Wenn man die Dinge um einen herum kontrollieren will, dann klaut einem das viel von der wertvollen Aufmerksamkeit, die man besser nach Innen richtet, um die Geburt gut bewältigen zu können.

Daher empfehle ich dir, dein Geburtshelfer-Team von Anfang an so auszusuchen, dass du dich vertrauensvoll hingeben kannst. Dein Geburtsbegleiter/Partner übernimmt für dich den Job des „Aufpassers" und ist der Beschützer deiner Intimität. Wenn eure Offenheit dafür nicht ausreicht oder es sonst irgendwie nicht passt, dann prüfe vielleicht nochmal, wer dich begleiten soll. Sprich auch die Themen, die dich beschäftigen, offen und mutig an. Manchmal ist es überraschend, wie leicht sich Ängste auflösen lassen, wenn man darüber spricht.

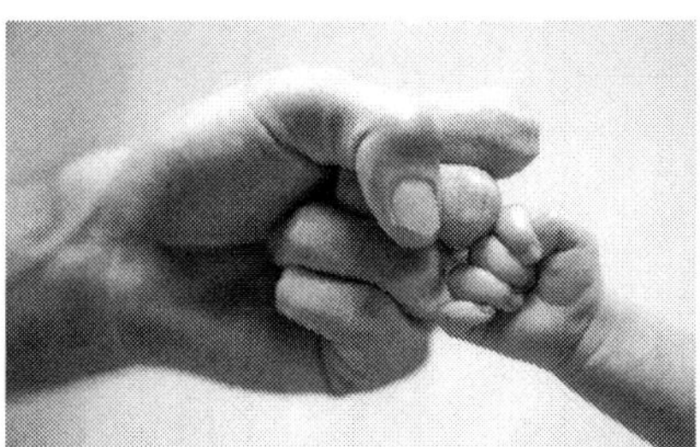

Dein Baby und du: von Anfang an ein Team

Natürlich wirst du alles dafür tun, damit es deinem Kind gut geht. Du wirst bewusst und richtig atmen und dich so bewegen, dass dein Kind es auf dem Weg etwas leichter hat. Du wirst essen und trinken, um euch beiden die nötige Energie zu verschaffen. In den Wehenpausen wirst du entspannen und deinem Baby dadurch ebenfalls Pausen im Geburtsprozess ermöglichen.

Auch dein Baby wird bei der Geburt ordentlich mithelfen. Die Geburt ist Teamwork von euch beiden!

Aber viel mehr als das oben genannte – und das ist eigentlich schon eine ganze Menge – kannst du nicht tun.

Um den Rest kümmert sich dein Geburtsteam, das du dir dafür sorgsam ausgesucht hast. Sie kontrollieren zum Beispiel die Herztöne des Babys und den Geburtsfortschritt. Mein Tipp für dich lautet an dieser Stelle:

Gib dich ganz bewusst in ihre Hände und vertraue darauf, dass das ganze Team nichts Anderes will, als für dich und dein Baby das Beste zu geben. Suche und spüre die Entspannung, die diesem Gedanken innewohnt und die dir diese Entscheidung (zu vertrauen und loszulassen) ermöglicht.

Schlussgedanke – Ängste

Ich finde es gut und richtig alle Eventualitäten, die einem im Kopf so herumschwirren, einmal zu durchdenken. Es ist in Ordnung, wenn Du Ängste hast oder unsicher bist. Erlaube den Bedenken und Sorgen sich zu formen und sprich sie aus oder schreib sie auf. Du kannst dafür die Traumgeburtskarte benutzen, wenn du möchtest. Dann schätze das konkrete Risiko ab und entwickle einen Masterplan für den Fall der Fälle.

Beispiel:

Wenn die Geburt ungünstig verläuft und plötzlich ein Kaiserschnitt notwendig wird, dann werde ich:

- ★ traurig sein,
- ★ eine genauso vollwertige und gute Mutter sein,
- ★ versuchen, das als Teil meiner Lebensgeschichte zu akzeptieren,
- ★ eine Narbe haben,
- ★ in derselben Situation wie 30% aller deutschen Mütter sein, ich bin also nicht alleine damit,
- ★ sicher irgendwann meinen Frieden damit finden.

Wenn du alle Szenarien durchgespielt hast, kannst du die Gedanken jetzt einfach wieder gehen lassen oder versuchen, sie ganz aktiv und bewusst wegzuschieben.

Wenn sie sich nicht wegschieben lassen, sprich bitte unbedingt noch einmal mit deiner Hebamme darüber. Denn dann hast du etwas über dich und deine Ängste herausgefunden, woran du bis zur Geburt noch arbeiten kannst und solltest.

Sind die Ängste dennoch übermächtig, und lassen sie sich nicht einfach verdrängen, kann es notwendig sein, dich für eine Krisenintervention bei einer Therapeutin vorzustellen. Auch das ist völlig üblich. Besser du stellst dich deinen Ängsten mit Hilfe einer Therapeutin als dass sie dich bei der Geburt behindern.

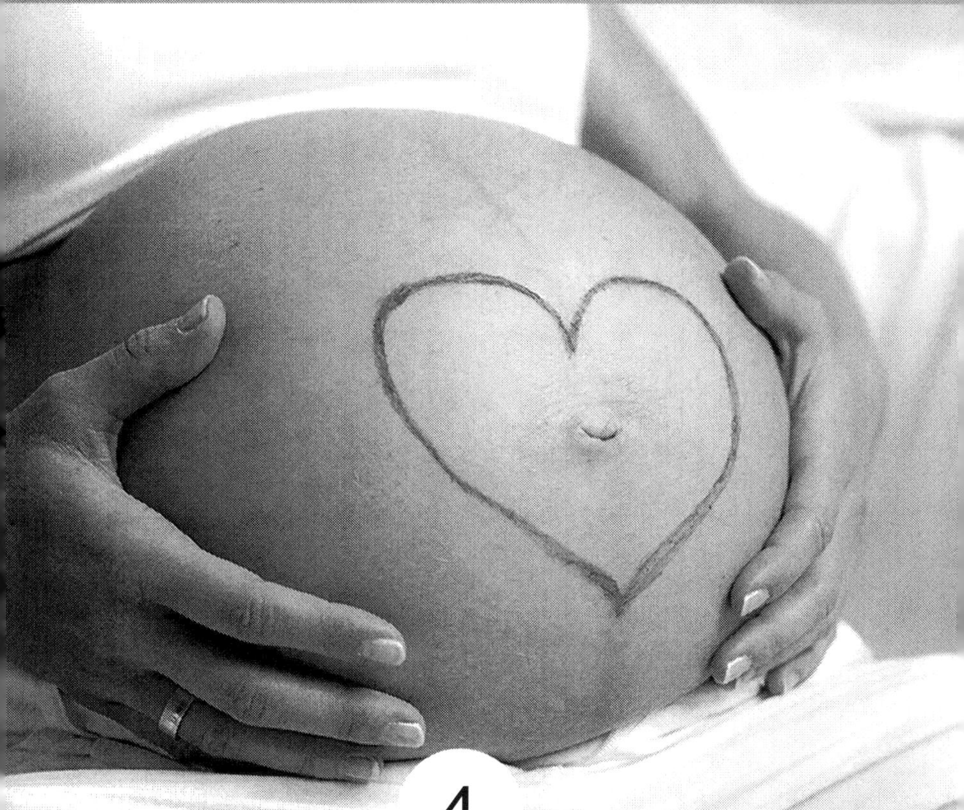

4

Den Weg bereiten
Individuelle Geburtsvorbereitung

Warum Informationen so wichtig sind

Eine gute Geburtsvorbereitung bedeutet in erster Linie, sich viel mit dem Thema zu beschäftigen, darüber zu lesen oder sich mit anderen austauschen.

Gründe für einen Geburtsvorbereitungskurs

Ein Geburtsvorbereitungskurs hat den Vorteil, dass die Gespräche von einer Fachkraft (meistens einer Hebamme) moderiert werden, die auch gleich die aufkommenden Fragen beantworten kann. Für Viele ist es zudem hilfreich, bestimmte Geburtsmechanismen mit Hilfe entsprechender Materialien demonstriert zu bekommen. Meine Kursteilnehmer melden regelmäßig zurück, dass sich die Vorstellungen, die sie von einer Geburt hatten nach solch einer Vorführung, konkretisiert haben. Außerdem ist es schön, die Zeit des Kurses gemeinsam mit Menschen in der gleichen Situation zu erleben. Nicht jede Schwangere hat ja eine Freundin, die auch gerade schwanger ist. Daher lautet meine Empfehlung ganz klar: Besuch einen Geburtsvorbereitungskurs!

In einem Geburtsvorbereitungskurs erfährst du nochmal alles Entscheidende zum Geburtsverlauf und zusätzlich auch darüber, wie unterschiedlich solche Verläufe sein können. Du bekommst handfeste Tipps und Übungen für diverse Geburtspositionen, die richtige Atmung und (im weitesten Sinne) auch Meditationen an die Hand. Darüber hinaus lernst du – praxisnah angeleitet – Strategien und Möglichkeiten zur Bewältigung der Wehen kennen.

Am Ende des Kurses solltest du dich richtig gut vorbereitet fühlen und obendrein eine konkrete Vorstellung davon haben, was auf dich zukommt.

Dabei finde ich den Austausch mit anderen Schwangeren, die ja alle in derselben Situation sind wie du, besonders hilfreich und schön. Und auch wenn du in so einem Kurs nicht die neue Freundin fürs Leben findest, so ist doch die Erkenntnis beruhigend, dass andere Schwangere ganz ähnliche Zipperlein und Ängste haben wie man selbst.

Ich-Zeit

Neben all dem „Nutzen" und Input, den so ein Kurs mit sich bringt, tut es gerade in der Hektik des Alltags auch einfach mal gut, sich für die Beschäftigung mit der eigenen Schwangerschaft etwas Extra-Ich-Zeit zu gönnen. Den meisten Teilnehmern macht so ein Kurs eine ganze Menge Spaß und hinterher habe ich oft das Gefühl, dass die Frauen jetzt so richtig in ihrer Schwangerschaft „angekommen" sind.

„Aber bitte nicht hecheln"

Ich finde die landläufige Bezeichnung „Hechelkurs" sehr unglücklich gewählt. Denn gehechelt wird in der Regel gar nicht.

Aber tatsächlich ist die richtige Atmung unter der Geburt, genau wie beim Sport oder Singen, von großer Bedeutung und daher ein wichtiger Teil des Kurses. Auch das laute „Tönen" ist für viele Frauen so hilfreich, dass es schlicht eine verschenkte Chance wäre, nicht darüber zu sprechen. Aber selbstverständlich wird niemand zum Ausprobieren der Techniken genötigt. Alles im Kurs Gezeigte versteht sich letztlich als ein Angebot, das natürlich auch abgelehnt werden darf.

Zur richtigen Zeit am richtigen Ort

Es ist sinnvoll, sich schon früh um einen Geburtsvorbereitungskurs zu kümmern. Denn inzwischen wird es immer schwieriger, im geeigneten Zeitfenster einen passenden Kurs zu finden. Am besten schließt du den Kurs circa drei Wochen vor dem Errechneten Termin ab.

Der Kurs sollte möglichst in der Nähe des Wohnorts stattfinden, da du dann Leute aus der Gegend kennenlernst und dich später deutlich einfacher mit ihnen treffen kannst, wenn du das möchtest. Außerdem ist es einfach unnötig stressig, von der Arbeit (oder woher auch immer) durch die ganze Stadt (oder den ganzen Landkreis) hetzen zu müssen, um pünktlich zum Kurs zu kommen.

Die verschiedenen Kursarten

Welcher Kurs passt zu mir?

Es gibt verschiedene Kurskonzepte zur Geburtsvorbereitung, die sich sowohl inhaltlich als auch durch den zeitlichen Rahmen unterscheiden.

Das hat den Vorteil, dass du dir ganz gezielt den Kurs aussuchen kannst, der zu dir und deinen Wünschen passt. Möglich sind zum Beispiel reine Frauenkurse oder Partnerkurse. Zeitlich hast du die Wahl zwischen Kursen, die über mehrere Wochen gehen oder Crashkursen sowie Kursen am Wochenende oder in der Woche.

Paarkurs

Wir schaffen das

Es macht natürlich Sinn, dass du den Kurs mit dem Partner besuchst, der dich zur Geburt begleiten wird. Dadurch seid ihr auf einem Stand und dein Partner kann dich genau so unterstützen, wie ihr es vorher gemeinsam besprochen habt. Dieser Abgleich ist wichtig und ein Bestandteil des Geheimnisses einer schönen Geburt.

Ich erlebe im Kreißsaal oft „Paarungen", bei denen dieser gemeinsame Nenner fehlt. Da kommt es dann schon mal vor, dass der Partner das Geschehen völlig falsch einschätzt und Ängste oder Aggressionen, sogar gegen seine eigene Frau oder eben die Geburtshelfer, entwickelt. Das ist für einen positiven Geburtsverlauf nicht gerade förderlich.

Nach einem gemeinsamen Kursbesuch ist man viel besser aufeinander und auf die bevorstehende Geburt an sich eingestimmt. Der Partner kann dadurch zu einer großen und entscheidenden Stütze werden.

Das gilt auch für die anschließende Wochenbettzeit, in der dich dein Partner soweit wie möglich entlasten sollte. Dafür muss er aber erstmal wissen, was auf ihn zukommt und was du von ihm erwartest bzw. was du dir von ihm wünschst.

Vom ICH zum WIR

Ganz abgesehen davon, ist es einfach schön, sich in dieser gemeinsam verbrachten Zeit noch einmal ganz bewusst mit der Schwangerschaft zu beschäftigen – Kontakt zum Baby aufzunehmen und sich auf das gemeinsame, neue Familienleben einzustimmen. Viele Paare erleben diesen gemeinsamen Geburtsvorbereitungskurs als kleine, ruhige Oase im Trubel des Alltags.

Welcher Partner?

Natürlich musst du den Paarkurs nicht zwangsläufig mit dem eigenen Partner besuchen. Du kannst einfach mit der Person teilnehmen, die dann bei der Geburt dabei sein soll.

Frauenkurs

Es gibt Frauen, die lieber alleine in die Geburt gehen möchten oder müssen. Dann ist es natürlich sinnvoll, sich auch alleine darauf vorzubereiten.

Und es gibt Paare, die es zeitlich einfach nicht schaffen, einen gemeinsamen Kurs zu besuchen. In diesen Fällen bietet sich die Buchung eines Frauenkurses an.

Frauen unter sich

Ein reiner Frauenkurs hat seine Vorteile, denn in der Regel kommt es dort viel leichter zu intimeren Gesprächen. Und auch, wenn die Anwesenheit des eigenen Mannes nur wenige Frauen tatsächlich hemmen würde: Bei fremden Männern sieht das häufig schon ganz anders aus.

Bestimmte, vielleicht etwas heiklere Themen, wie die Damm-Massage oder auch eigene psychische oder körperliche Probleme, werden unter Frauen oft mutiger besprochen. Und obendrein ergibt sich der Austausch mit anderen Schwangeren schneller, da man sich in der Regel ja keinen „eigenen" Gesprächspartner mitbringt.

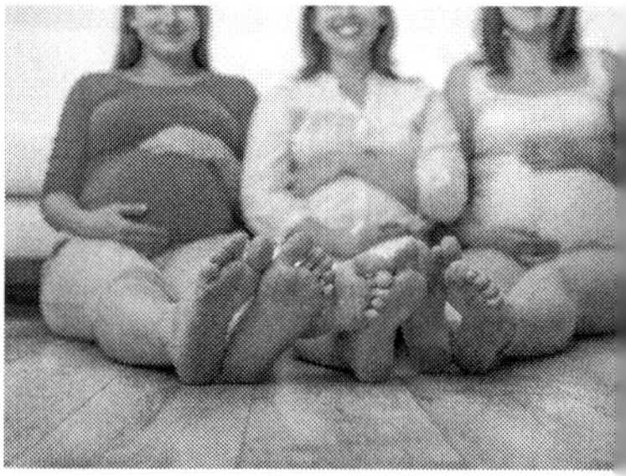

Männerbesuch

Eine weitere Form ist ein Frauenkurs, der einen oder zwei Termine mit dem Partner beinhaltet. Auch das gibt es. So kann der Partner bei wichtigen Themen mit dabei sein und die restlichen Kurstage sind die Frauen unter sich.

Crashkurs

Der Geburtsvorbereitungs-Crashkurs findet in der Regel an einem Wochenende statt. Er ist besonders für Leute geeignet, die einen Termin unter der Woche nicht realisieren können oder für Menschen, die es einfach gern kompakt mögen.

Jetzt nur nichts verpassen

Wenn du diese Kursart wählst, solltest du besonders darauf achten, dass er frühzeitig, also mit genügend Abstand zum ET, stattfindet. Denn sollte sich dein Kind ein bisschen früher als errechnet auf den Weg machen – und das kann ja zwei bis drei Wochen vor dem ET sein – dann verpasst du im Zweifelsfall nicht gleich den gesamten Kurs.

Das gilt natürlich auch für den fortlaufenden Kurs, wo es dann aber mit hoher Wahrscheinlichkeit „nur" ein oder zwei Einheiten sind, die du verpasst. Also einfach nicht zu knapp buchen!

Da der Kurs so kompakt ist, geht das Kennenlernen der anderen Teilnehmer meist etwas unter. Für viele Frauen ist das aber oft ein durchaus wichtiger Teil.

Bei einem Crashkurs ist die Nähe zum Wohnort nicht ganz so wichtig wie bei einem Kurs, der über mehrere Wochen geht. Denn für zwei Tage kannst du zur Not auch gut in einen anderen Bezirk oder Ort fahren.

So findest du den passenden Geburtsvorbereitungskurs

Viele Kliniken und Geburtshäuser bieten regelmäßig Kurse an. Dort kannst du dich ganz einfach direkt informieren.

Es gibt aber auch freiberufliche Hebammen, die sich auf diesen Bereich spezialisiert haben und entsprechende Kurse in Nachbarschaftszentren, Sportstudios oder auch in ihren Privaträumen anbieten.

Auf der Seite des Familien-Informationsportals KidsGo.de oder bei babyclub.de gibt es sehr gut sortierte und aktuelle Kurslisten.

Weitere Vorbereitungsmöglichkeiten für dich

Sport in der Schwangerschaft

Kein Mensch würde auf die Idee kommen, untrainiert einen Marathon zu laufen. Aber erstaunlicherweise hören viele Frauen in der Schwangerschaft komplett damit auf, sich sportlich zu betätigen. Dabei lässt sich eine Geburt durchaus mit einem Marathon vergleichen: In beiden Fällen braucht man, mehr oder weniger, einen ganzen Tag lang viel Kraft und Ausdauer.

Sport in der Schwangerschaft ist nicht nur empfehlenswert, sondern kann auch eine ganze Menge Spaß machen. Und nur selten erteilen Hebamme oder Frauenarzt ein Sportverbot. Wenn dies aus gesundheitlichen Gründen aber nötig ist, so musst du das natürlich einhalten. Umstände, die Sport ausschließen, sind vorzeitige Wehen, Blutungen und andere Schwangerschaftsrisiken. Erkundige dich gegebenenfalls bei deinem Gynäkologen, ob und in welchem Umfang du Sport treiben kannst. Die Aufklärung über Sport gehört zur Schwangerschaftsberatung dazu. Es gibt in deinem Mutterpass auch eine extra Spalte dafür.

Wenn du Sport machen darfst, dann solltest du ihn so ausüben, dass du dich dabei noch unterhalten kannst. Dann ist es nicht zu anstrengend. Du gibst beim Sport aber gerne alles? Das ist auch in Ordnung. Hör aber bitte gut auf die Signale deines Körpers. Wenn du zum Beispiel ein Ziehen im Bauch hast oder dich bei einer Übung unwohl fühlst, dann mach eine kleine Pause und horch in dich hinein. Dein Körper sagt dir ganz gut, wo jetzt deine neuen Grenzen liegen.

Für eine Schwangerschaft besonders empfohlene Sportarten sind:

- Walken
- Schwimmen
- Fahrrad fahren
- Gymnastik
- Wandern
- Tanzen
- Yoga

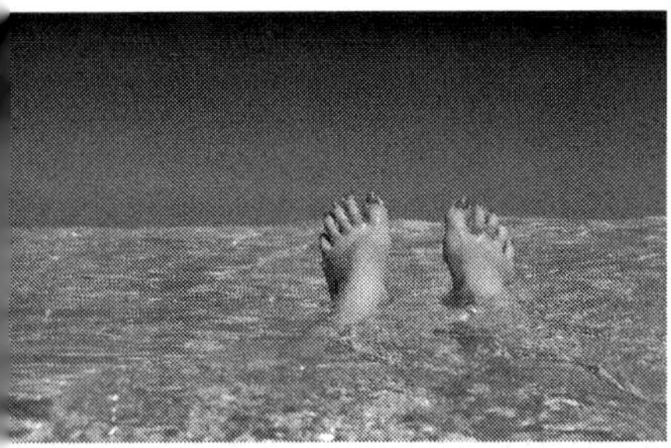

Weniger ratsam ist es natürlich, in der Schwangerschaft mit einem neuen oder riskanten Sport, wie zum Beispiel Reiten oder Skifahren, zu beginnen. Denn grade hier ist das anfängliche Sturzrisiko sehr groß. Sportarten, die du aber schon vor der Schwangerschaft ausgeübt hast, darfst du meist weiterführen – solange sie nicht zu extrem sind. Hör einfach auf deinen gesunden Menschenverstand oder besprich es im Zweifel mit deinem Arzt oder deiner Hebamme.

Damm-Massage

Die Damm-Massage ist sicherlich kein „Muss“. Sie ist aber eine gute und einfache Methode, um dich selbst und den Damm auf die Pressperiode unter der Geburt vorzubereiten.

Als Damm bezeichnet man das Gewebe zwischen Scheide und After. Durch den Druck und die Dehnung unter der Geburt wird dieser Bereich stark belastet, sodass auf ganz natürliche Weise Risse entstehen können. Man spricht dann von einem Dammriss.

Wozu die Damm-Massage?

Die regelmäßige Damm-Massage ist natürlich keine Garantie dafür, die Geburt ohne Dammriss oder -schnitt zu überstehen. Es gibt aber zwei gute Gründe, die für diese spezielle Form der Geburtsvorbereitung sprechen.

1. Der Damm wird weicher, dehnfähiger und deutlich besser durchblutet. Das erhöht die Chance, unbeschadet durch die Geburt zu kommen, auf jeden Fall.
2. Durch die Damm-Massage gewöhnst du dich an das Gefühl der Dehnung und reduzierst dadurch die Angst vor dem Moment, in dem dein Baby kommt. Du wirst dich während der Pressperiode an das Gefühl erinnern und so besser loslassen können. Die Damm-Massage kann den Geburtsverlauf also durchaus positiv beeinflussen.

Der richtige Zeitpunkt

Ab der 34. Schwangerschaftswoche kannst du die Damm-Massage drei bis vier Mal pro Woche durchführen. Aber auch wenn du später anfängst und seltener dazu kommst, wird dir jedes einzelne Mal helfen.

Vorbereitungen

Saubere Hände und kurze Fingernägel sind natürlich Voraussetzung. Die Damm-Massage ist eine sehr gute Gelegenheit für ein bisschen „Ich-Zeit": Nimm vielleicht vorher ein schönes Bad, mach dir Musik an und versuch dich zu entspannen. Wenn du nicht (jedes Mal) baden möchtest, schau einfach, dass du dich warm und wohl fühlst.

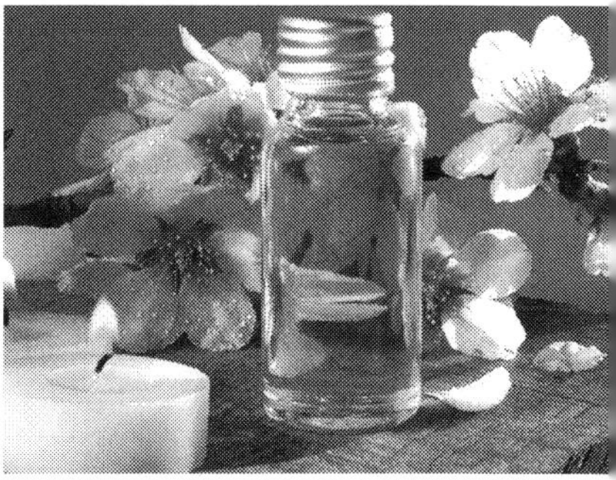

Wähle für die Massage ein dir angenehmes Öl aus.

Es eignen sich zum Beispiel:

- Mandelöl
- Weizenkeimöl
- Jojobaöl
- Die Damm-Massageöle von Motherlove[8] und Weleda[9], die ich beide sehr mag und daher auch in meinem Shop anbiete

Ein einfaches Gleitgel tut es aber auch!

Die eigentliche Massage dauert nur etwa zehn Minuten. Nimm dir bitte dennoch genug Zeit, denn wenn der nächste Termin schon ruft, wird es mit der Entspannung nichts.

Die Damm-Massage – so geht's

Mach es dir in einer halbsitzenden Position mit einem Kissen im Rücken bequem. Manche Frauen erreichen den Damm besser im Stehen – beispielsweise mit einem Bein auf dem Badewannenrand aufgestellt. Schau einfach, was für dich am besten passt.

Nimm ausreichend Öl auf die Fingerspitzen und wärme es durch Verreiben etwas an. Dann führst du den Daumen in die Scheide ein, während der Zeigefinger von außen den Damm massiert. In kleinen kreisenden Bewegungen lockerst du so den Bereich der unteren Scheidenwände. Wenn du dir eine Uhr vorstellst, bei der die 12 oben Richtung Harnröhre und die 6 nach unten Richtung Anus zeigt, befindet sich das Gebiet zwischen drei und neun Uhr.

Versuche als Nächstes deine Scheide auch dammwärts, also Richtung

8 shop.hebammenblog.de/schoene-geburt/dammmassage-motherlove

9 hebammenblog.de/schoene-geburt/dammmassage-weleda

sechs Uhr, zu dehnen. Dazu nimmst du erst einen, später dann zwei Finger und versuchst diese zusätzlich noch – und immer mit deutlichem Druck nach unten – zu spreizen. Geh ein bisschen in den Dehnungsschmerz hinein. An der Schmerzschwelle atmest du zwei bis drei Mal in die Spannung hinein und lässt dann wieder locker. Aber quäl dich bitte nicht damit! „Sanft aber bestimmt" ist hier die passende Devise. Wieder-hole diese Übung einige Male.

Du wirst feststellen, dass Gewebe und Muskulatur mit der Zeit immer lockerer werden und du das Gefühl der Dehnung immer leichter tolerieren kannst.

Natürlich kann auch dein Partner die Damm-Massage übernehmen – wenn ihr das möchtet. Überleg dir einfach vorher, ob es bei der Entspannung hilft oder ob du eher gehemmt bist, wenn dein Partner die Massage für dich macht.

Ausnahmen

Wenn du zu vorzeitigen Wehen neigst, solltest du von der Damm-Massage absehen, beziehungsweise erst in der 36. Schwangerschaftswoche damit anfangen.

Hast du einen Soor (Pilz) oder eine Infektion, so musst du dies zuerst behandeln, bevor du loslegen kannst. Im Zweifelsfall frag deine Hebamme oder den Gynäkologen.

Geburtsvorbereitende Akupunktur

Vor einiger Zeit, so ab den 2000er Jahren, ist es in Mode gekommen, sich ohne konkreten Anlass geburtsvorbereitend akupunktieren zu lassen. In der Klinik, in der ich arbeitete, haben wir das damals auch angeboten. Nach einer gewissen Beobachtungszeit war unser Fazit zwiegespalten. Auf der einen Seite verliefen viele der so vorbereiteten Geburten wirklich gut. Auf der anderen Seite haben wir aber auch festgestellt, dass extrem viele Frauen mit einem vorzeitigen Blasensprung in die Geburt gestartet sind.

Die Fruchtblase ist also gesprungen, es waren aber noch gar keine Wehen da! Das ist nicht gerade ein Wunschszenario, denn wenn die Fruchtblase bereits über einen langen Zeitraum geöffnet ist, ohne dass das Baby tatsächlich schon kommt, dann steigt die Infektionsgefahr deutlich – und in diesem Fall ganz unnötig – an. Die Klinik hat das Angebot zur geburtsvorbereitenden Akupunktur daraufhin wieder eingestellt. Das ist natürlich keine wirklich repräsentative Erhebung. Ich hoffe, dass irgendjemand mal eine Studie dazu veröffentlicht und bin gespannt, ob sie dasselbe Ergebnis zeigt.

Akupunktur? Nur mit Ausbildung!

In meiner einjährigen Zusatzausbildung in traditioneller chinesischer Medizin (TCM) habe ich dann gelernt, dass es sowieso unüblich ist, jeder Frau dasselbe Kontingent an Standardnadeln zu verabreichen. Ganz genau so, wie auch in der Schulmedizin nicht jede Arznei auf jeden Krankheitsfall gleichermaßen passt. Bei einer Erkältung behandelt man beim Einen eher die laufende Nase mit Nasentropfen, beim Anderen ist die Nase vollkommen frei und man gibt wegen des starken Hustens einen Hustensaft. Und wenn jemand ganz gesund daher kommt, dann kriegt er gar keine Medizin – auch nicht vorbeugend!

Eine Schwangerschaft ist zwar keine Krankheit, aber insofern vergleichbar, als dass auch hier von Frau zu Frau große Unterschiede im Bedarf bestehen.

Eine in Akupunktur gut ausgebildete Person würde also erst einmal schauen, ob es überhaupt Dinge gibt, die sich durch die geburtsvorbereitende Akupunktur konkret verbessern lassen. Und wenn alles gut ist, eben auch die Finger – bzw. die Nadeln – davon lassen.

Suche dir Verbündete

Es gibt sehr viele Informationsquellen für Schwangere. Es gibt Bücher, Zeitschriften, Foren, Blogs, Freundinnen... Und es ist sinnvoll Informationen zu sammeln und Geschichten zu hören, die einen grundsätzlich bestärken. Allerdings sollte man sich seine Quellen sorgfältig aussuchen. Wahrscheinlich tut es gut, der netten Mutter, mit der man ins Gespräch gekommen ist, zuzuhören. Ihre Geschichte macht richtig Lust auf die Geburt und nimmt dir vielleicht sogar Ängste. Aber eine Frau, die ihre Erzählung mit dem Satz beginnt: „Also wenn ich eine Hausgeburt gemacht hätte, wären mein Kind und ich sicher gestorben!" solltest du besser direkt ausbremsen. Ich halte Schauergeschichten jedenfalls nicht für geburtsförderlich.

Grenzkontrolle

Hör also am besten gar nicht hin, wenn Geschichten mit: „Bei mir war die Geburt total schrecklich, weil...", anfangen. Das ist vielleicht unhöflich, aber als Selbstschutz dringend anzuraten. Denn leider hinterlässt jede einzelne negative Geburtsgeschichte ihre Spuren. Und wenn man erst mal genügend „Gruselgeschichten" gehört hat, dann bekommt man selbst auch immer mehr unnötige Angst vor der Geburt. Genauso kann es sehr frustrierend sein, sich wunderschöne Hausgeburtsberichte anzuhören, wenn man bereits weiß, dass man auf einen Kaiserschnitt zusteuert.

Man sollte also gut abwägen, welche Informationen man aufnehmen möchte und gegebenenfalls die eigenen Grenzen bewachen.

Verbündete suchen

Vielleicht triffst du im Geburtsvorbereitungskurs eine Frau, deren Einstellungen du teilst und ihr freundet euch an. Vielleicht kannst du auch den Kontakt zu der Bekannten aufwärmen, die mal von ihrer tollen Geburt erzählte.

Denn glücklicherweise funktioniert das mit dem „Spuren hinterlassen" auch bei positiven Geschichten. Es gibt so tolle Geburtsberichte[10] zum Nachlesen und manche Frauen erzählen dabei von ihren Geburten mit so einer Freude, dass man glatt selbst Lust auf das Gebären bekommt. Und wenn man das hört oder liest, dann weicht die Angst einer gesunden Neugierde und man kann die Geburt plötzlich als eine tolle Herausforderung und nicht mehr als etwas Angsteinflößendes sehen.

So eine positive Grundeinstellung ist natürlich die optimale Voraussetzung für eine schöne Geburt. Denn tatsächlich beeinflusst die eigene Herangehensweise den Geburtsverlauf enorm.

Erstelle deine innere Playlist

Einfach „guter Hoffnung sein"

Manche Menschen denken von alleine immer positiv. Andere brauchen möglichst viele „good vibes" von außen, um eine positive Sicht auf die Dinge entwickeln zu können.

> *„Schwanger sein heißt, guter Hoffnung sein und Hoffen heißt die Möglichkeit des Guten zu erwarten."*
>
> Sören Kierkegaard (1813–1855)

Das ist nicht immer so einfach. In der Schwangerschaft fühlt man sich schnell als Patientin, obwohl man doch gar nicht krank ist. Die vielen Untersuchungen und die ständige Suche nach Abweichungen von der Norm hinterlassen ihre Spuren im Selbstbewusstsein. Das kann sich dann auch bei der Geburt bemerkbar machen. Wie kann man die Psyche also wieder stärken?

10 hebammenblog.de/schoene-geburt/geburtsberichte

Die innere Playlist erstellen

Ich vergleiche das Vorbereiten auf die Geburt gerne mit dem Zusammenstellen einer Playlist. Viele Menschen suchen sich für ihre Tätigkeiten die jeweils passende Musik heraus und lassen sich davon positiv beeinflussen. Möchte ich joggen gehen, suche ich mir motivierende, antreibende Musik. Nehme ich ein Entspannungsbad, brauche ich etwas ruhiges, meditatives. Will ich kochen, muss die Musik fetzen und wenn ich ein schönes Sonntagsfrühstück plane, nehme ich etwas klassisches zum Einstimmen. Wichtig ist mir dabei, mich auf das bevorstehende Ereignis einzustellen. Dann ist die Wahrscheinlichkeit groß, dass ich mit meinem Anliegen Erfolg habe. Habe ich mich aufs Joggen eingetuned – im Kopf und mit der richtigen Musik, dann ist es sehr wahrscheinlich, dass ich meine Runde um den See auch vollende. Die Musik kann dabei aber nur meine bereits vorhandene innere Einstellung unterstützen. Wenn ich nicht laufen will, hilft auch die Musik nicht.

Und genau so ist es auch mit der Geburt. Wenn ich mich auf eine anstrengende, aber durchaus machbare Geburt eingestellt habe, werde ich

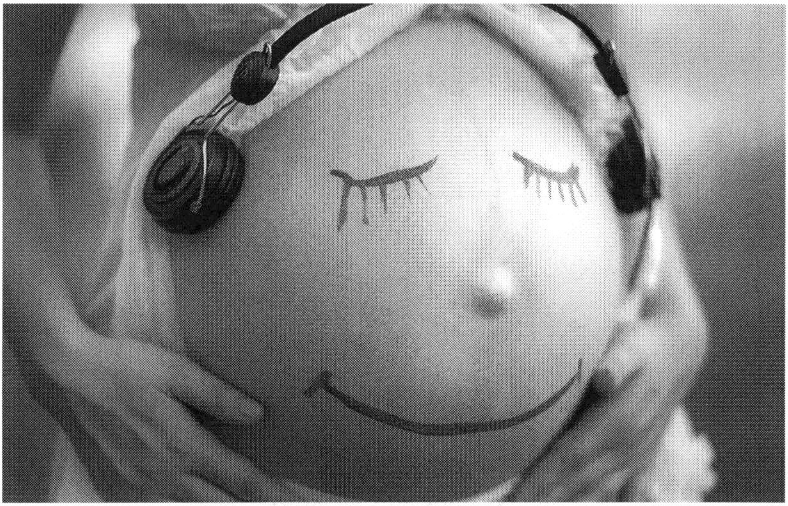

sie eher gut erleben, als wenn ich mich auf ein schreckliches Drama einstelle, das ich keinesfalls schaffen kann. Die **selbsterfüllende Prophezeiung** funktioniert auch bei der Geburt!

Info-Box

"**Selbsterfüllende Prophezeiung** (engl. self-fulfilling prophecy) bezeichnet das Phänomen, dass ein erwartetes Verhalten einer anderen Person (Prophezeiung) durch eigenes Verhalten herbeigeführt wird.[1] Erwartet jemand ein bestimmtes Verhalten von seinem Gegenüber, erzwingt er durch eigenes Verhalten genau dieses Verhalten."
Quelle: de.wikipedia.org/wiki/Selbsterfüllende_Prophezeiung

Deine „innere Playlist" muss aber nicht zwangsläufig aus Musik bestehen. Es geht einfach darum, wie du dich einstimmst. Besonders hilfreich können Affirmationen sein, die du dir täglich aufsagst. Dazu später noch mehr.

Wenn es zu dir passt, kannst du auch wirklich deine aus echten Liedern bestehende Playlist zur Geburt mitbringen.

Die meisten Kliniken und Geburtshäuser haben Anlagen, auf denen CD's abgespielt werden können. Ein Smartphone-Anschluss ist nicht immer vorhanden. Ansonsten sind Kopfhörer eine gute Alternative. Ob eine Anlage vorhanden ist und welche Anschlüsse sie hat, kannst du auch vorab fragen.

Schlussgedanke – Geburtsvorbereitung

Beim Abenteuer Schwangerschaft und Geburt ist die Meinungs- und Entscheidungsfindung eine der größten Herausforderungen. Es gilt, einerseits gut informiert zu sein und andererseits Informationen bewusst von sich fern zu halten. Klingt kompliziert oder gar unmöglich? Ja, das ist es manchmal wirklich.

Aber: Deine Geburt gehört dir! Und wenn du selbstbestimmt gebären möchtest, musst du erkennen was du willst und was du brauchst.

Letztlich muss – oder besser darf – jede Frau ihren eigenen Weg für sich selbst herausfinden.

Mit welchen Methoden du dich auch vorbereitest, wichtig ist es, eine gewisse Unvoreingenommenheit zu behalten.

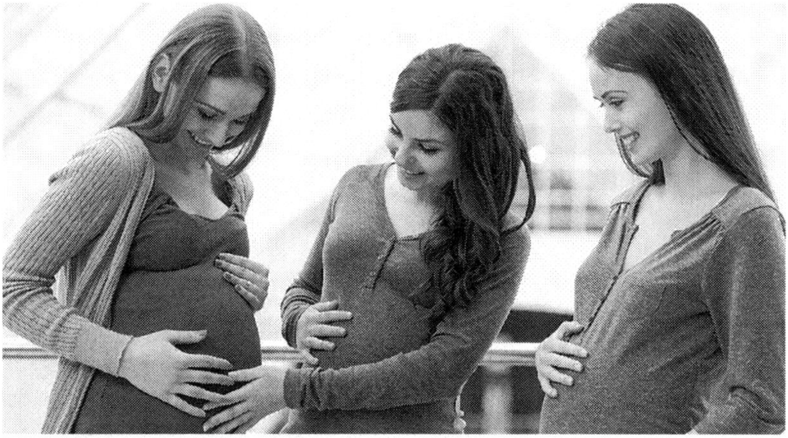

Jede Geburt ist einzigartig! Und Wünsche und Erwartungen werden natürlich nicht immer eins zu eins erfüllt.

Es gibt Geburten, die sich exakt so verhalten, wie das Lehrbuch es beschreibt. Aber es gibt eben auch noch hunderte von Abwandlungen davon. Daher ist das Sammeln von Informationen, das mentale Training und das körperlich Fit-bleiben so wichtig und gehört ebenfalls zur Geburtsvorbereitung – im weitesten Sinne.

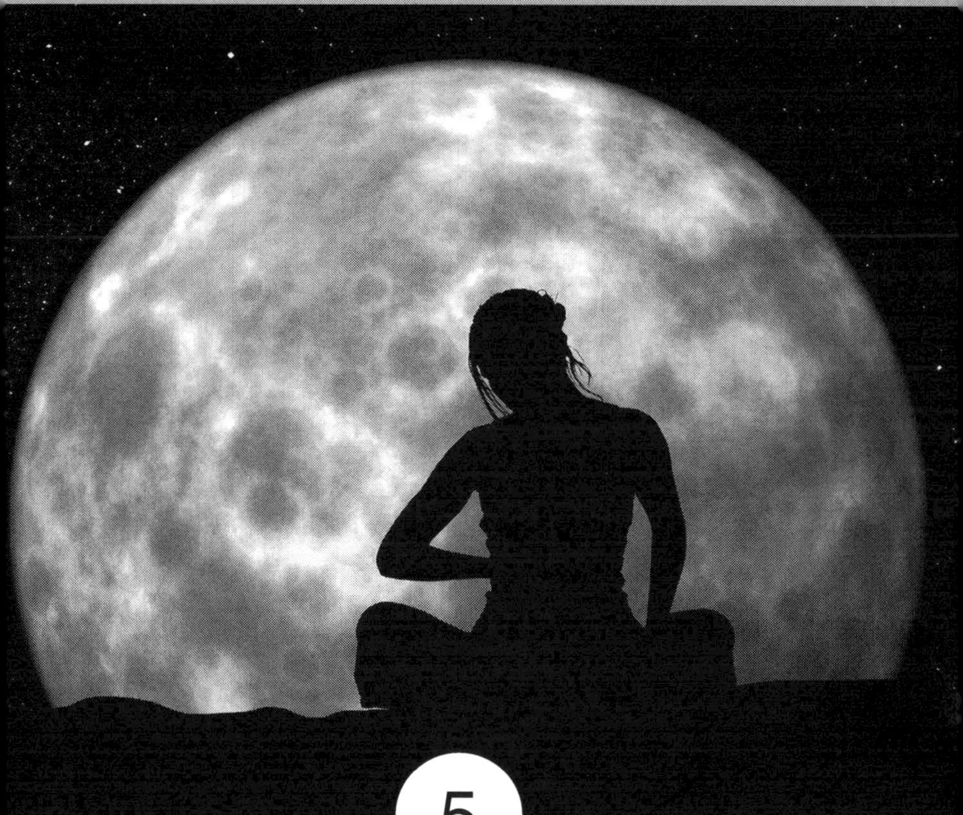

5

Strategien für deine Traumgeburt

Die Wehen setzen ein, es geht los

Wie beginnt eine Geburt und was tut man, wenn man weiß: „Es geht los!"?

Dass es mit der Geburt losgeht, kann sich ganz unterschiedlich zeigen. Im Folgenden beschreibe ich die verschiedenen Geburts-Starter-Szenarien und erkläre dir, wie du dich in den einzelnen Situationen am besten verhältst.

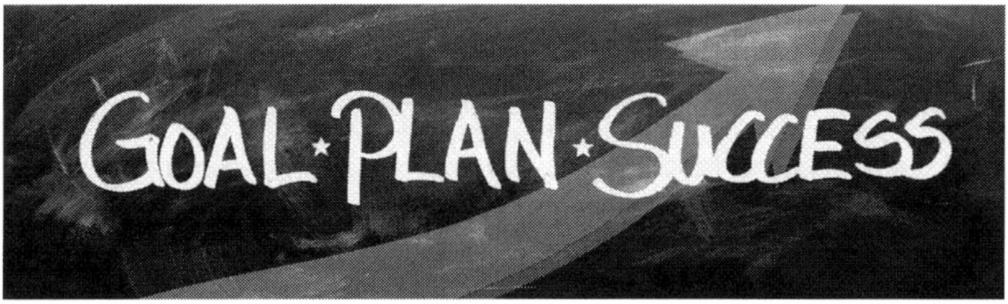

Wehentätigkeit

In den allermeisten Fällen beginnt eine Geburt mit der Wehentätigkeit. Die Wehen, die sich anfangs eher wie Regelschmerzen anfühlen, kommen zunächst nur ganz zaghaft und unregelmäßig. Manche Frauen spüren sie weiter vorn in der Leistengegend, viele haben eher Schmerzen im unteren Rücken. Wenn man verfolgt, wie oft die Wehen kommen, so stellt man häufig fest, dass die Frequenz noch recht unregelmäßig ist. Vielleicht kommen erstmal nur zwei Wehen im 5-Minuten-Abstand, aber danach gibt es eine Pause von fast 20 Minuten und so weiter.

Manchmal verlaufen die Wehen über einen sehr langen Zeitraum unregelmäßig. Wenn du sichergehen willst, dass es sich dabei bereits um

Geburtswehen und nicht „nur" um die sogenannten Übungswehen handelt, dann mach den Wärmetest. Geh in die Badewanne oder unter die Dusche und schau was passiert. Übungswehen lassen bei warmem Wasser nach – Geburtswehen nicht.

Sobald die Wehentätigkeit regelmäßig wird, solltest du deine Hebamme informieren oder dich auf den Weg in die Klinik machen. Regelmäßig bedeutet: Die Wehen kommen alle fünf Minuten und das über einen Zeitraum von mindestens einer halben, besser einer ganzen Stunde. Natürlich kann es auch sein, dass die Wehen alle vier oder alle sechs Minuten kommen. Wichtig ist dabei vor allem die Regelmäßigkeit. Bei diesbezüglichen Unsicherheiten kannst du natürlich auch einfach mit deiner Hebamme besprechen, was zu tun ist.

Blasensprung

In den Vorsorgeuntersuchungen, kurz vor dem Errechneten Termin, achtest du bitte darauf, ob dein Gynäkologe oder deine Hebamme davon sprechen, dass das Köpfchen des Kindes „tief und fest" im Becken liegt. Ist das der Fall, muss du bei einem Blasensprung erst einmal nichts weiter tun als einen kurzen Blick auf die Uhr zu werfen. So kannst du später darüber Auskunft geben, wann der Blasensprung ungefähr stattgefunden hat. Dann schaust du noch, welche Farbe das ausgetretene Fruchtwasser hat. Bei klarem Fruchtwasser meldest du dich entspannt bei der Hebamme oder gehst ganz in Ruhe in die Klinik.

Heißt es bei der Untersuchung aber, der Kindskopf ist „hoch über Beckeneingang", bedeutet das bei einem Blasensprung für dich: Hinlegen (Becken hoch) und einen Liegend-Transport in die Klinik anfordern. Dies ist eine Vorsichtsmaßnahme für den überaus seltenen Nabelschnur-Vorfall. Dabei rutscht die Nabelschnur zwischen Muttermund und kindlichen Kopf und kann – besonders bei Wehentätigkeit – entsprechend gequetscht werden, sodass die Gefahr der Mangelversorgung des Kindes besteht. Durch die „Becken-hoch-Lage" wird genau das verhindert.

Ist das Fruchtwasser nicht klar sondern grün, kommen im Prinzip dieselben Maßnahmen zum Tragen, nur bitte etwas flotter. Das Fruchtwasser wird dann grün, wenn das Baby irgendeine Form von „Stress“ hat und als Reaktion Stuhl ins Fruchtwasser absetzt.

(Zeichnungs-)Blutung

Da sich der Muttermund zu Geburtsbeginn öffnet, kann es dabei – meist aus kleinen Gefäßen – etwas bluten. Dieses Blut kann rot, hell rosa oder auch bräunlich sein. Wir sprechen dann von einer „Zeichnungsblutung“. Das ist normal und ein gutes Zeichen. Da du aber den Unterschied zwischen einer Zeichnungsblutung und einer Blutung aus anderem Grund nicht so einfach unterscheiden kannst, solltest du das im Zweifelsfall die Experten abklären lassen. Kräftigere, regelstarke Blutungen sind immer ein Warnsignal und bedürfen auf jeden Fall sofortiger Untersuchung.

Der Schleimpfropf geht ab

Der sogenannte Schleimpfropf besteht aus Zervixschleim und verschließt den Gebärmutterhals ganz ähnlich wie ein Korken. Er fungiert als zusätzliche Keimbarriere zwischen Außenwelt und Kind. Dieser Pfropf geht ab, sobald sich der Muttermund etwas lockert bzw. öffnet und wird dann über die Scheide ausgeschieden. Wie viel das ist, variiert stark von Frau zu Frau. Es kann von „kaum erkennbar“ bis hin zu „eine Hand voll“ reichen. Auch die Farbe kann entweder durchsichtig, rosa, hellbraun oder sogar rot – weil mit der Zeichnungsblutung vermischt – sein.

Das Abgehen des Schleimpfropfs ist übrigens kein sicheres Zeichen für den Geburtsbeginn. Bis es zu regelmäßiger Wehentätigkeit kommt, können noch Tage vergehen.

Info-Box

„Die **Zervix** stellt die Verbindung der Gebärmutter in die Scheide dar. Die Öffnung ist von dicker Schleimhaut umgeben, die ca. 3 cm weit in das Scheidendach vorragt. Im Normalfall ist die Öffnung eng, um ein Aufsteigen von Keimen in die Gebärmutter zu verhindern. Während der Geburt wird die Zervix unter dem Einfluss des Hormons Prostaglandin F2α weicher, sie öffnet sich während der Wehen und hat beim Durchtritt des Babykopfes einen Durchmesser von über 10 cm. Der **Zervixschleim** bildet den Schleimpfropf des Gebärmutterhalskanales und wird durch die Zervixdrüsen gebildet."
Quelle: de.wikipedia.org/wiki/Cervix_uteri#Zervixschleim

Wenn die Geburt eingeleitet werden muss/soll

Wenn eine Geburt partout nicht von allein starten will, muss sie eingeleitet werden. Die diesbezüglichen Studien besagen, dass eine Einleitung, solange alles andere in Ordnung ist, frühestens bei Schwangerschaftswoche 41 + 0 stattfinden sollte (Siehe: Induction of labour for improving birth outcomes for women at or beyond term[11]).

Und dennoch ist es in vielen Kliniken üblich, bereits bei deutlich geringerer Geburtstermin-Überschreitung einzuleiten.

Gute Gründe für eine frühere Einleitung können sein:

- ★ Das Baby wächst nicht mehr ausreichend („small-for-date-baby")
- ★ Das Baby wird zu groß (das ist relativ – hier muss immer die Statur der Eltern mit in Betracht gezogen werden)
- ★ Die Mutter hat starke gesundheitliche Probleme (zum Beispiel Verdacht auf **Präeklampsie** = „Schwangerschaftsvergiftung")
- ★ Ein vorzeitiger Blasensprung, bei dem nach 12 Stunden immer noch keine Wehen eingesetzt haben oder bei steigenden Entzündungswerten

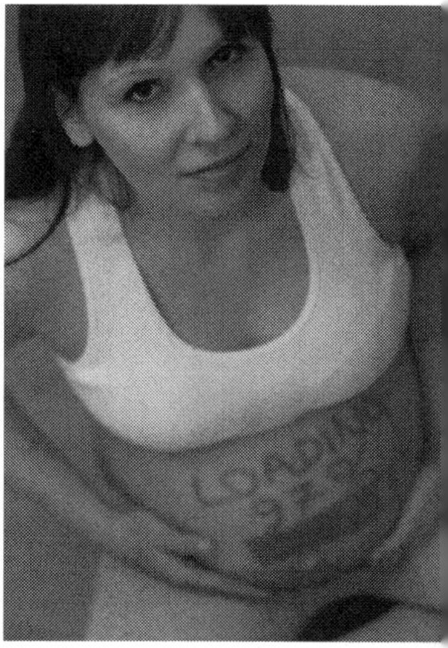

11 www.ncbi.nlm.nih.gov/pubmed/17054226

Info-Box

„Die **Präeklampsie** (Schwangerschaftsintoxikation) bezeichnet eine hypertensive Erkrankung, welche die Schwangerschaft (Schwangerschaftshypertonie) und das Wochenbett komplizieren kann. In seltenen Fällen tritt sie erst bis zu 14 Tage nach der Entbindung auf. Charakterisiert wird die Präeklampsie traditionell durch die prognostisch richtungsweisenden Leitsymptome der Hypertonie (erhöhter Blutdruck) und der Proteinurie (Eiweiß im Urin)." Quelle: de.wikipedia.org/wiki/Präeklampsie

Was ist eine Geburtseinleitung?

Geburtseinleitung bedeutet, dass die Geburt – weil sie nicht von allein losgeht – angestoßen wird mit Medikamenten, die Wehen erzeugen. Dabei gibt es zwei Möglichkeiten: Entweder man gibt ein Prostaglandin-Gel (ein wehenauslösendes Hormon) direkt auf den Muttermund oder die Medikamente werden in Tablettenform verabreicht. Danach werden für einige Zeit die Herztöne des Babys überwacht, um festzustellen, wie es ihm durch die Einleitungsmaßnahme geht. Nach ein paar Stunden kann das Ganze bei Bedarf wiederholt werden.

Ob und wie schnell eine Einleitung erfolgreich sein wird, weiß man vorher nicht. Die Medikamente können sofort wirken, sodass die Geburt sehr schnell in Gang kommt. Sie können aber auch Wehen auslösen, die die Geburt nicht wirklich voranbringen und die dann einfach wieder abebben. Oder aber die Einleitung bringt überhaupt gar nichts. Auch das ist möglich. So kann es passieren, dass das Baby am Tag der Einleitung geboren wird oder eben erst viele Tage später. Was du hier wissen musst: Während der Einleitung wirst du stationär aufgenommen. Gerade dann, wenn sich die Einleitung sehr lang hinzieht, kann dieser Zustand entsprechend belastend sein. Daher sollte man immer gut abwägen, ob eine Einleitung wirklich sinnvoll und tatsächlich notwendig ist.

Tee & Sex & Rock n' Roll

Bevor mit einer medikamentösen Weheneinleitung begonnen wird, kann man versuchen, die Geburt mit anderen Mitteln in Gang zu bringen.

Ein Tee aus Zimt, Nelken und Ingwer oder auch die meisten Yogi-Tee-Mischungen gelten als Wehen anregend.

Viele Hebammen empfehlen auch schon ab der 35. SSW Himbeerblätter-Tee zu trinken, da dieser die Durchblutung der Gebärmutter fördert und die Muskulatur vorbereitend lockern soll.

Ich finde diese Maßnahme sehr sinnvoll. Allerdings kann man auch mit Hausmittelchen wie Tee übertreiben. Daher solltest du den Tee intermittierend trinken: Eine Woche jeden Tag eine Tasse und dann eine Woche Pause – und so weiter.

Darüber hinaus ist es sinnvoll, nicht zu viel zu essen und vor allem auf Zucker weitgehend zu verzichten. So suggerierst du dem Körper, dass weniger Nahrung zur Verfügung steht. Das ist hilfreich, da sich der Körper in „Mangelzeiten" früher zur Geburt bereit macht.

Sex? Ja, auch Geschlechtsverkehr kann den Geburtsbeginn einleiten. Das kommt daher, dass sich im Ejakulat Prostaglandine befinden, die ebenfalls Wehen anregend sind. Und auch die mit dem Sex einhergehenden Bewegungen und Kontraktionen wirken sich positiv auf die Gebärmutter aus. Wenn dann auch noch die Brustwarzen stimuliert werden, kann man auf sehr liebevolle Art die Geburt in Gang bringen. Denn durch diese Zusatz-Stimulation wird eine Extraportion Oxytocin, auch bekannt als „Liebeshormon", ausgestoßen. Oxytocin ist aber nicht nur beim Verlieben und beim Sex mit im Spiel, sondern eben auch bei einer Geburt. Da sorgt es für eine gute Wehentätigkeit. Mehr dazu später im Kapitel „Das kannst du tun, wenn die Geburt stagniert". Es gibt auch noch weitere Hausmittelchen, die aber nur in Absprache mit Hebamme oder Frauenarzt genommen sollten. Dazu zählen unter anderem der „Rizinus-Cocktail" oder auch ein mit Nelkenöl getränkter Tampon.

Ganz egal, welche Mittel auch zum Einsatz kommen, du kannst deinen Körper nur dann zum Beginn der Geburt überreden, wenn er bereit dazu ist. Andernfalls werden alle Versuche mit hoher Wahrscheinlichkeit einfach nur ins Leere laufen.

Das gilt auch für die medikamentöse Einleitung, die dann auch schon mal fünf erschöpfende Tage lang dauern kann.

Die verschiedenen Phasen einer Geburt

Die Geburt wird in 3 Phasen unterteilt – ganz egal, ob sie nun eingeleitet wird oder von allein beginnt. Je nach Lehrbuch werden dabei drei bis sechs Perioden und Phasen unterschieden:

- Eröffnungsperiode
  - Latenzphase
  - Aktivphase
  - Übergangsphase
- Austreibungsperiode (Pressphase)
- Plazentaperiode

Eröffnungsperiode

Die Eröffnungsperiode beginnt, sobald die Wehen muttermundswirksam sind. Das heißt, sobald der Muttermund sich zu öffnen beginnt. Sie endet, sobald er vollständig (bei 10 cm) geöffnet ist.

Diese Periode kann in die drei oben genannten Phasen unterteilt werden. Sie sind, je nach Frau, ganz unterschiedlich lang und mehr oder weniger deutlich voneinander abgrenzbar.

Latenzphase

In der Latenzphase sind die Wehen zunächst eher unregelmäßig, meist schwach oder einfach nur unproduktiv. Das heißt aber nicht unbedingt, dass sie nicht auch schon ordentlich wehtun können. Möglicherweise öffnet sich der Muttermund ein bisschen, der anfängliche Geburtsfortschritt kann aber auch noch mal vollständig stagnieren. Dann ist manchmal sogar noch etwas Schlaf möglich und natürlich absolut sinnvoll.

Eine gute Taktik für die Latenzphase ist ressourcenschonendes Agieren:

- ★ Ausruhen – zur Not eben nur zwischen den Wehen
- ★ Baden – um die Muskulatur zu entspannen und den Schmerz zu dämpfen, falls es schon sehr weh tut.
- ★ Gut essen und trinken – für alle körperlichen Belange sorgen
- ★ Ein bisschen ablenken und die Wehen noch nicht zu sehr beachten – wenn das denn möglich ist, denn natürlich ist es aufregend, dass die Geburt beginnt.

Wenn du bereits mit beginnenden Wehen der Latenzphase in die Klinik gehst, was völlig in Ordnung ist, dann wird dir nach dem CTG und einer vaginalen Untersuchung oft angeboten, noch mal nach Hause zu gehen. Ich würde diese Möglichkeit immer in Anspruch nehmen. Im Krankenhaus hast du oft nur ein kleines Zimmer zur Verfügung und bist ab dem Zeitpunkt des „Eincheckens" von den Klinikabläufen abhängig. Zu Hause dagegen kannst du dich viel besser ablenken und hast insgesamt mehr Möglichkeiten und Freiheiten: Du kannst essen, schlafen, baden, lesen, fernsehen oder was auch immer, und zwar wann und wie du möchtest.

Du kannst aber natürlich jederzeit wieder in die Klinik kommen. Am besten dann, wenn die Wehentätigkeit wirklich regelmäßig geworden ist. Also Wehen alle 5 Minuten. Oder wenn du dich zu Hause einfach nicht mehr wohl fühlst und klinische Unterstützung möchtest.

Im Fall einer Haus- oder Geburtshausgeburt ist es zu Beginn der Latenzphase günstig, die Hebamme darüber zu informieren, dass die Wehen nun begonnen haben. Ihr könnt dann telefonisch besprechen, wann ihr euch sehen wollt. Vielleicht kommt sie auch vorbei, um die Lage zu checken und ihr verabredet daraufhin, wie es weitergehen soll. Das wird ganz individuell gehandhabt.

Aktivphase

Irgendwann werden die Wehen dann regelmäßiger und stärker. In dieser Aktivphase öffnet sich der Muttermund weiter und der „vorangehende Teil" des Kindes – meistens der Kopf – schiebt sich in das Becken.

Eine gute Taktik für die Aktivphase ist – wie der Name schon sagt – Aktivität:

- ★ Gut atmen: Luft von selbst durch die Nase rein strömen lassen und dann lang, bewusst ausatmen – nach Belieben mit Tönen oder ohne (s. Kapitel „Deine Atmung hilft dir").
- ★ Viel bewegen: Laufe, kreise das Becken und wechsle die Positionen häufig.
- ★ Möglichst aufrechte Positionen einnehmen. Auf einem Pezziball zu sitzen ist in Ordnung, wenn du dich auf ihm bewegst.
- ★ In den Wehenpausen aktiv und bewusst entspannen.
- ★ Zwischendurch etwas trinken und zur Toilette gehen – das hört sich vielleicht banal an, wird aber oft vergessen.

Wenn die Phase lange dauert, solltest du an Energiezufuhr in Form von Traubenzucker oder einem süßen Saft denken. Feste Nahrung wird meistens nicht mehr gewollt und vom Körper auch nicht mehr gut vertragen. Viele Frauen müssen sich in dieser Phase übergeben, falls sie unmittelbar zuvor noch etwas größeres gegessen haben.

Übergangsphase

Die Übergangsphase ist die Zeit, in der der Muttermund schon relativ weit geöffnet ist – so ungefähr 8 cm – aber der Pressdrang noch nicht eingesetzt hat. Sie wird von den meisten Frauen als die unangenehmste Geburtsphase beschrieben. Sie haben dann schon viel Zeit mit den Wehen verbracht und werden langsam ein bisschen mürbe.

Aber ausgerechnet dann ziehen die Wehen noch mal kräftig an. Das ist meist der Zeitpunkt, an dem viele Frauen tatsächlich so etwas sagen wie:

„Ich will nicht mehr! Ich kann nicht mehr! Ich will nach Hause!"

Eine gute Taktik für die Übergangsphase:

- ★ Positives Denken: „Ich bin schon so weit gekommen, jetzt habe ich es bald geschafft und lerne mein Baby kennen."
- ★ Ein Motivator: Hier muss sich die Begleitperson noch mal so richtig ins Zeug legen. Loben und motivieren ist angesagt!
- ★ Geburtspositionswechsel: Manchmal hilft es, sich jetzt noch mal anders zu setzen, zu stellen oder zu legen. Eine gute Position ist hier oft der Vierfüßlerstand.

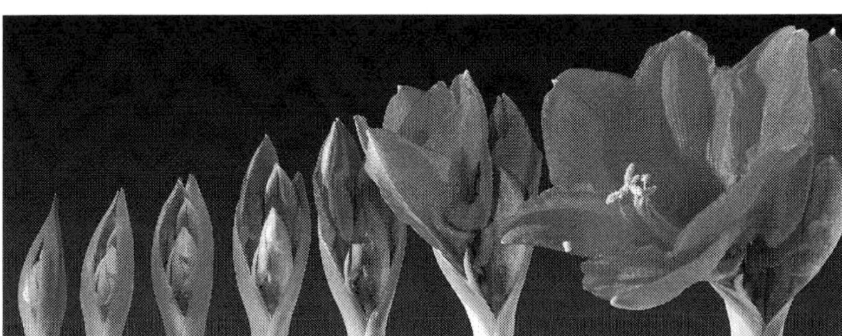

Austreibungsperiode (Pressphase)

Die Austreibungsperiode ist der Moment, vor dem die meisten Frauen im Vorfeld Angst haben. Denn natürlich ist es ein etwas gruseliger Gedanke, dass sich Beckenboden und Scheide so enorm dehnen.

Die Wahrheit aber ist, dass viele Frauen geradezu erleichtert sind, wenn die Übergangsphase endlich vorbei ist und der Pressdrang einsetzt. Denn nun können sie richtig aktiv werden und das Baby rausschieben. Das tut dann richtig gut!

Ja, es ist ein sehr starkes Spannungsgefühl, das erstmal überwunden werden will. Sobald man aber den Mut zum Mitschieben aufbringt, merkt man, dass dies nun wirklich die letzten Minuten sind und weiß, dass es dann geschafft sein wird. Genau diese Erkenntnis hilft einem in dieser Schlussphase. Viele Frauen sagen im Nachhinein, dass sie sich diese letzte Periode der Geburt viel schwieriger vorgestellt haben.

Eine gute Taktik für die Pressphase:

- ★ Auf das Baby freuen
- ★ Noch einmal alle Kräfte mobilisieren
- ★ Möglichst nicht auf dem Rücken liegen, sondern eine gute aufrechte Position finden
- ★ Baby-Kopf anfassen oder anschauen: Das führt oft zum sogenannten „Baby-Ejekt-Effekt".

Baby-Ejekt-Effekt

Vielen Frauen hilft es, das Köpfchen, welches ja schon zwischen den Labien (großen Schamlippen) tastbar ist, zu fühlen oder mit Hilfe eines Spiegels zu schauen. Das erzeugt meist einen unglaublichen „Energieboost".

Plötzlich wird die unmittelbar bevorstehende Geburt absolut real. Alle Sinne werden noch mal geschärft und alle Kräfte freigesetzt. Früher hat man die Frauen zu diesem Zeitpunkt manchmal erschreckt, um diesen „Baby-Eject-Effekt" herbei zu führen. Heute weiß man, dass das Anschauen oder Fühlen des Babys noch 100 Mal besser wirkt.

Plazentaperiode

Wenn das Baby geboren ist, ist die Geburt aber noch nicht ganz vorbei. Erst muss noch die Plazenta geboren werden. Ich habe es sogar noch so gelernt, dass man einer Frau nicht zur Geburt gratuliert, bevor die Nachgeburt da ist und kontrolliert wurde, ob sie auch wirklich vollständig ist. Einige meiner Kolleginnen sind dabei regelrecht abergläubisch. Und ein bisschen ist das ja auch richtig. Denn sollte die Plazenta nicht vollständig kommen, so muss sie unter einer kurzen Narkose geholt werden. Wenn tatsächlich Reste der Plazenta in der Gebärmutter verbleiben würden, könnte es zu Entzündungen kommen. Daher beendet also erst die Geburt der vollständigen Plazenta das Geburtsgeschehen vollständig.

Eine gute Taktik für die Plazentaperiode:

- ★ Einfach entspannen und über das Baby freuen
- ★ Wenn das Baby schon trinken möchte, gerne anlegen. Durch das Trinken des Babys wird noch mal Oxytocin ausgeschüttet. Das löst relativ zuver-lässig eine weitere Wehe aus, die dann meistens – und spätestens dann – die Plazenta mit sich bringt.

Empfehlenswerte Gebärpositionen

Die Kontraktionen sind in aufrechten Gebärpositionen meist regelmäßiger und häufiger als in liegenden Positionen. Das fördert die Eröffnung des Muttermunds und verkürzt die Geburtsdauer entsprechend.

Wenn du sowieso schon stehst, dann wirst du dich in der Wehe sowohl leicht bewegen, als auch in der Wehenpause umherlaufen. Auch das ist gut! Denn durch die Bewegung sind die Wehen deutlich besser auszuhalten. Zusätzlich atmest du besser, was auch der Sauerstoffversorgung deines Kindes zu Gute kommt.

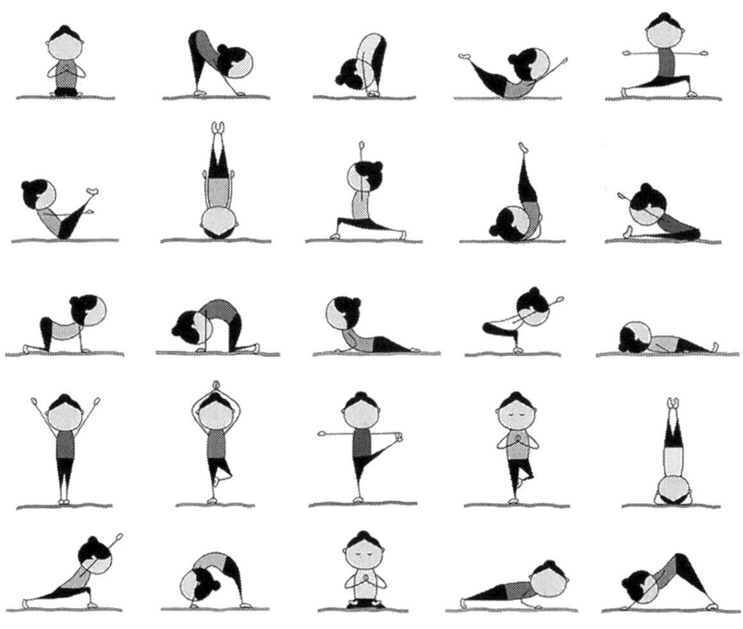

Das Tiefertreten des kindlichen Kopfes wird erleichtert und der gewünschte Pressdrang stellt sich am Ende ganz automatisch ein. Dadurch wirst du effektiver drücken, was in der Folge die sogenannte Austreibungsphase verkürzt. Insgesamt behältst du damit viel eher die Kontrolle über deinen Körper.

Welche Geburtspositionen gibt es?

Zu Beginn der Geburt eignen sich alle aufrechten Positionen zur Bewältigung der Wehen:

- ★ Stehen
  Du stehst breitbeinig, die Fersen haben Bodenkontakt. Lehn dich gegen eine Wand oder umarme deinen Partner und lass dich von ihm stützen. Bewährt hat es sich auch, wenn vorhanden, eine Stange oder Sprossenwand zu benutzen.
- ★ „In den Seilen hängen"
  Ein doppeltes, von der Decke hängendes Tuch, das verknotet ist und eine Schlaufe bildet, kann dich halten und bietet dir optimale Bewegungsfreiheit.
- ★ Vorne übergebeugt
  Lehn dich auf ein Board, das Fensterbrett oder auf den Wickeltisch. Probiere einfach aus, welches Möbelstück eine für dich optimale Höhe hat. In Kliniken sind das oft die Arbeitsflächen. Auch diese Position bietet dir einen guten Halt und gewährt eine sehr gute Beweglichkeit des Beckens. Wenn du, wie viele Frauen unter der Geburt, Schmerzen im Lendenwirbelbereich hast, kann dir dein Partner in dieser Stellung perfekt den Rücken massieren.
- ★ Laufen
  Alle Positionen, in denen das Becken bewegt wird, verbessern den Geburtsverlauf. Wenn du also kannst, dann lauf zwischendurch ein bisschen umher.

Je weiter die Geburt voranschreitet, umso mehr wird dein Bedürfnis steigen, eine bodennähere Position einzunehmen. Du willst sozusagen „niederkommen“:

- ★ Vierfüßlerstand (meine persönliche Lieblingsposition)
  Du kniest auf einer Matte oder einem Bett und lehnst dich mit dem Oberkörper auf einen Pezziball, die Bettlehne, einen Stapel Kissen oder (zu Hause) auf das Sofa. So kannst du dich optimal ausruhen und trotzdem noch das Becken bewegen. Auch hier bietet sich wieder eine Rückenmassage durch deinen Partner an. Viele Frauen „entdecken“ diese Position von ganz alleine und wollen sie nicht mehr verlassen.
- ★ Tiefe Hocke
  Du kannst einfach auf deinen Fersen hocken oder dich auf einen Gebärhocker setzen. Durch das Hocken wird der Beckenbereich etwas weiter und das Baby kann besser „tiefertreten“.
- ★ Sitzend
  Wenn du breitbeinig und verkehrt herum auf einem Stuhl sitzt, kann die Lehne deinem Oberkörper Halt geben. Suchst du dir einen Pezziball aus, dann halte dich an einer Sprossenwand fest oder lass deinen Partner auf einem Stuhl hinter dir sitzen, um dich zu stützen. So kannst du die Bewegungsfreiheit, die der Ball bietet, voll ausnutzen, ohne gleich vom Ball zu rollen.
- ★ Seitenlage
  Manchmal möchte man das Baby dazu animieren, sich in eine bestimmte Position zu drehen. Dafür kann die gezielte Seitenlage gut sein. Außerdem ist es natürlich eine schöne Ruheposition.

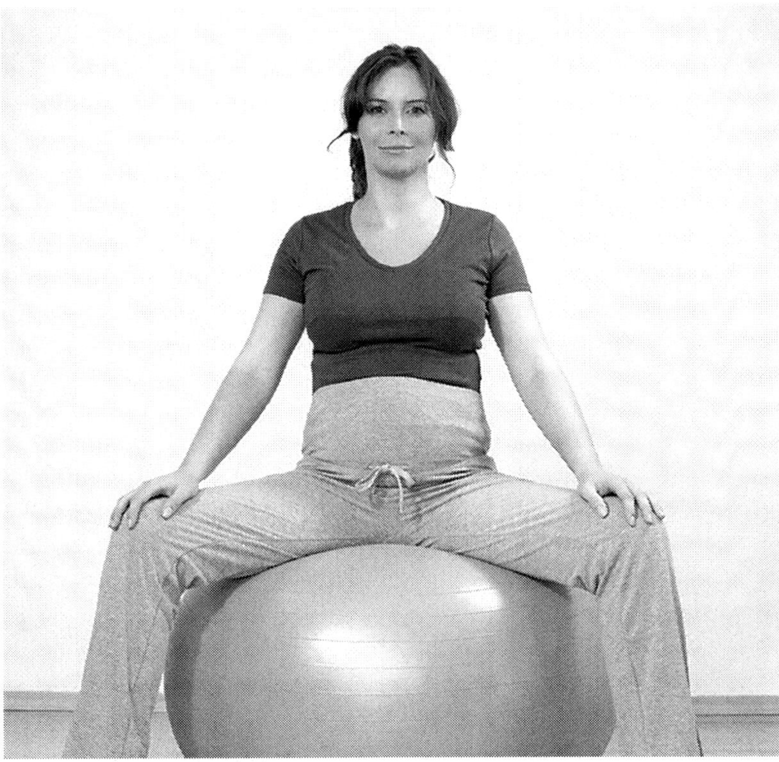

Deine Atmung hilft dir

Warum werden Geburtsvorbereitungskurse eigentlich so oft „Hechelkurs“ genannt? Das kommt wohl daher, weil man sich dort sehr viel mit der Atmung auseinandersetzt. Das Hecheln ist aber tatsächlich nur ein klitzekleiner Teil davon.

Gutes Atmen ist unter der Geburt sehr wichtig. Einerseits bewirkt es eine gute Sauerstoffversorgung von Mutter und Kind. Andererseits unterstützt es den Öffnungsprozess. Denn es gibt eine unsichtbare Verbindung zwischen Mund -> Kehlkopf -> Zwerchfell -> Becken und -> dem Muttermund. Ist der Mund beim Ausatmen leicht geöffnet und entspannt, so öffnet und entspannt sich mit der Zeit auch der Muttermund.

Früher wurden zu Geburtsbeginn alle Knoten an der Kleidung der Frau und auch die ihrer Haare geöffnet. Diese schöne Symbolik stand für ein gutes Eröffnen des Muttermunds und sollte für eine reibungslose Geburt sorgen.

Drei Regeln für gutes Atmen

1. Nicht die Luft anhalten
   Das Anhalten der Luft ist eine natürliche Reaktion auf Schmerzen. Aber die Muskeln brauchen Sauerstoff, um zu arbeiten – andernfalls schmerzen sie noch viel mehr.
2. Konzentriere dich auf die Ausatmung
   Ein japanisches Sprichwort lautet: „In eine volle Tasse geht kein Tee.“ Das bedeutet in Bezug auf die Atmung: Die Lunge muss erst entleert werden, um wieder gut einatmen zu können. Stell dir vor, du würdest Seifenblasen pusten. Du möchtest aber

nicht viele kleine Seifenblasen herstellen, wie das passieren würde, wenn du sehr kräftig pustest, sondern du möchtest eine wunderschöne große Seifenblase erschaffen. Dafür musst du sehr sanft, aber auch sehr lange pusten.

3. Den Atem von alleine (rein) kommen lassen
   Lass nach jedem Ausatmen den Bauch und das Zwerchfell locker, sodass die Luft ganz leicht wieder hineinströmt. Und dann gleich an das nächste Ausatmen denken.

Versuch dein Gesicht dabei zu entspannen: Die Stirn, die Augen, die Wangen und auch die Zunge sollen ganz locker werden. Dich immer wieder daran zu erinnern, ist eine gute und wichtige Aufgabe für den Geburtsbegleiter.

Die Atmung in der Eröffnungsperiode – das Tönen

Wenn die Wehen kräftiger werden und der Muttermund sich zu öffnen beginnt, ist es hilfreich, das Ausatmen mit Tönen zu begleiten. Wenn du verschiedene Vokale ausprobierst, wirst du feststellen, dass einige deinen Mund entspannter und „höhliger" machen als andere das tun. Ein langes „E" und vor allem ein „I" erzeugen einen kleineren Raum in Mund und Kehlkopf. Es wäre also besonders ungünstig, den Beginn einer Wehe mit einem „Nein" zu kommentieren. So verrückt es vielleicht klingt, aber ein langes „A" wie in „Ja" verbessert nicht nur die Atmung, sondern beeinflusst auch den gesamten Geburtsverlauf spürbar positiv.

Beim Tönen ist es – anders als vielleicht im Chor – völlig egal, wie ein Ton klingt. Versuch einfach zu spüren, wie sich der Ton in dir ausbreitet und was er bewirkt. Vielleicht vibriert er etwas? Vielleicht verändert er sich? Manchmal wird ein A beim Ausatmen langsam zu einem O oder umgekehrt. Ganz egal! Wichtig ist, dass dir das Tönen hilft. Spiel damit herum, bis du deinen Ton gefunden hast.

Den zweiten positiven Effekt, den diese Atmung mit sich bringt, ist der, dass er deine Konzentration fordert. Er lenkt dich davon ab, dich zu sehr mit der Wehe zu beschäftigen. Dadurch tritt der Schmerz in den Hintergrund. Du folgst einfach den Tönen.

Die Atmung in der „Austreibungsperiode"

(Das Wort mag ich gar nicht, aber es ist nun mal der Fachbegriff)

Wenn der Muttermund vollständig geöffnet ist und das Köpfchen deines Kindes bereits tief im Becken sitzt, verändern sich die Wehen: Du spürst dann einen unwiderstehlichen Drang zu pressen. Das ist ein automatischer Mechanismus und du wirst ganz genau wissen, was zu tun ist. Eine Anleitung zum Pressen durch die Hebamme, so wie das in jedem Spielfilm gezeigt wird, braucht es in Wirklichkeit nur selten.

Eine Ausnahme stellen Geburten mit PDA dar. Denn hier kann es sein, dass der Pressdrang gar nicht erst entsteht. Das führt dann manchmal zu der etwas absurden Situation, dass die Hebamme immer wieder deinen Bauch tastet, um dir sagen zu können, wann die Wehe da ist und du pressen sollst. In dem Fall schließt du am besten deine Augen, holst noch mal etwas Luft und drückst dann nach unten, wie auf der Toilette. Ich weiß, der Vergleich ist nicht schön, aber er funktioniert und gibt einem eine gute Orientierung, wenn man seinen Unterleib so gar nicht spürt und daher auch den Pressdrang nicht fühlen kann.

Die Hechel-Bremse für den Dammschutz

Dein Körper weiß – ohne Betäubung – also selbst sehr gut, was zu tun ist. Aber manchmal hemmt einen einfach der eigene Kopf: Denn der Moment, in dem das Baby durch die Scheide rutscht, ist ja schon ein spezieller.

Die Hebamme wird in diesem Moment sehr gut auf dich aufpassen und bestmöglich dafür sorgen, dass dein Damm genug Zeit hat, um sich ausreichend zu dehnen. Dafür ist es manchmal nötig, das Pressen zu verlangsamen. Hier kommt das berühmte „Hecheln" ins Spiel. Man

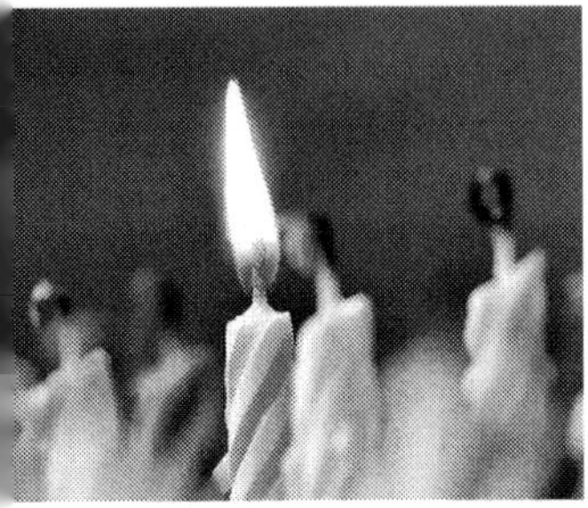

darf sich das aber nicht wie bei einem Hund, der die Luft, mit hängender Zunge sehr schnell ein- und ausatmet, vorstellen. Das würde zum Hyperventilieren mit Schwindelgefühl und Unwohlsein führen. Es ist daher viel sinnvoller, die Luft schubweise auszupusten. Vielleicht so, als wenn man richtig viele Kerzen auf einem Geburtstagskuchen in einem einzigen Atemzug ausblasen möchte. Die Kerzen stehen dabei recht weit auseinander, über den ganzen Kuchen verteilt, sodass man den Luftstrom nach jeder einzelnen Kerze kurz unterbricht.

Tiefe Bauchatmung

In der Regel dauert es mehrere Wehen lang, bis das Baby wirklich vollständig geboren ist. Da diese letzte Phase auch für das Baby die anstrengendste ist, ist in den Wehenpausen eine gute, tiefe Bauchatmung ideal. Dadurch wird das Baby ausreichend mit Sauerstoff versorgt und gerät nicht in Stress.

Unterstützende Affirmationen

Affirmationen und Mantren sind positive mentale Hilfen, die man sehr gut bei der Geburt einsetzen kann. Das gilt nicht nur für den Umgang mit Schmerzen, sondern für den gesamten Geburtsverlauf.

Manche Frauen konzentrieren sich ausschließlich auf ihre Atmung oder das Tönen und kommen damit wunderbar zurecht. Und es gibt Frauen, die gute Erfahrungen damit machen, sich an einen oder mehrere ganz spezielle, positive Gedanken zu halten. Dabei muss es gar nichts Ausgefallenes, Kompliziertes oder Esoterisches sein: Schon ein einfacher, schöner, Mut machender Satz, der Wehe für Wehe in Gedanken wiederholt wird, kann einen großartig durch die Geburt begleiten und leiten.

„Du kannst denken: Du kannst es nicht oder
Du kannst denken: Du kannst es.
Du wirst immer Recht haben!“

Henry Ford

Hier ist eine kleine Auswahl an Geburtsaffirmationen, die dich zu eigenen Gedanken inspirieren sollen:

- Ich bin ganz ruhig und entspannt.
- Ich freue mich auf die besondere Zeit, die vor mir liegt.
- Ich nehme meine Bedürfnisse wahr.

- Ich schütze mich durch positive Gedanken vor negativen Einflüsse von außen.
- Ich freue mich auf mein Baby.
- Ich nehme liebevollen Kontakt zu meinem Kind auf.
- Ich löse mich von allen belastenden Gedanken.
- Ich lasse alle Ängste los.
- Mein Körper und mein Kind werden bei der Geburt optimal zusammenarbeiten.
- Mein Baby wird jederzeit bestmöglich versorgt.
- Ich habe alles, was ich für eine gute Geburt brauche.
- Mein Körper weis von ganz allein, was zu tun ist.
- Ich vertraue meinem Körper.
- Ich bin stark.
- Meine Muskeln arbeiten effektiv und harmonisch zusammen.
- Jede Wehe bringt mein Baby näher zu mir.
- Mein Baby kennt seinen Weg durch die Geburt. Es trägt seinen Teil dazu bei.
- Mein Baby und ich sind ein starkes und harmonisches Team.
- Mein Baby ist gesund und stark.
- Mein Muttermund ist butterweich und öffnet sich leicht mit jeder Wehe – wie eine Blüte.
- Ich bin weich und weit und habe unendlich viel Platz.
- Mein Körper ist locker und entspannt.
- Ich habe Zeit.
- Ich bin sicher und geborgen.
- Ich werde eine wunderschöne Geburt erleben!

Einige Frauen, die ich in der Vorsorge betreute, klebten sich ihre Affirmationen bereits Wochen vor der Geburt an den Badezimmerspiegel, um sie auswendig zu lernen und tief zu verinnerlichen. Deine Affirmationen kannst du auch gut in die Traumgeburtskarte eintragen. Dort ist genügend

Platz für all deine Sätze. So hast du sie immer bei dir und kannst sie in jeder Situation hervorholen und lesen.

Traumgeburtskarte zum Ausdrucken

Manche lassen sich die Sätze unter der Geburt vom Partner aufsagen oder vorlesen. Wieder andere finden ihren Motivationssatz erst direkt bei der Geburt.

Ich habe auch schon eine echt skurrile Mantra-Situation erlebt: Der Mann musste mit seiner Frau die gesamte Geburt hindurch reden. Er war am nächsten Tag heiser. Aber alles was er sagte, war: „Jetzt atme durch die Nase ein. Und nun atme lang aus. Gut!" Immer wieder. Man sollte meinen, Atmen geht von selbst? An Aufhören war überhaupt nicht zu denken: Sobald er auch nur eine kurze Pause einlegen wollte, kam seine Frau völlig aus dem Rhythmus und verspannte sich komplett. Also ging es weiter – über Stunden.

Ich glaube, dass es manchmal gar nicht so wichtig ist, was man sagt, sondern dass einfach schon die Wiederholung von etwas Positivem an sich beruhigend ist.

Das kannst du tun, wenn die Geburt stagniert

Wenn es einfach nicht weitergeht, kann das verschiedene Gründe haben: Vielleicht bist du einfach unheimlich müde und dein Körper braucht eine Kraftsammel-Pause. Dann ist es gut, wenn du versuchst, dich ein wenig auszuruhen. Manchmal klappt das und du kannst tatsächlich noch etwas schlafen. Vielleicht sind zwischen den Wehen kleine Powernaps möglich? Auch das ist gut.

> **Info-Box**
>
> „Tagschlaf oder **„Powernap“** bezeichnet einen Kurzschlaf außerhalb der nächtlichen Hauptschlafphase. Am bekanntesten ist er in Form des Mittagsschlafes. Um das Großhirn zu regenerieren und Schlaftrunkenheit zu vermeiden, sollte der Kurzschlaf vor Eintritt in den Tiefschlaf enden. Nach Meinung von Schlafforschern erhöht sich durch einen kurzen Tagschlaf die Konzentrations-, Leistungs- und Reaktionsfähigkeit.“
>
> Quelle: de.wikipedia.org/wiki/Tagschlaf

Oder du brauchst Energie? Dann kann ein stark gesüßter Tee oder ein bisschen Traubenzucker Wunder wirken.

Aber in einigen Fällen ist es nicht ganz so leicht zu erkennen, warum die Geburt nicht mehr voran gehen will. Womöglich werden nicht ausreichend Geburtshormone ausgeschüttet? Aber warum? Und was kann man dann tun? Wie wäre es, wenn Küssen hilft? Das schauen wir uns jetzt mal etwas genauer an.

Der Hormon-Mix macht's

Hormone dienen einerseits als Botenstoffe für die Kommunikation zwischen den Zellen und Organen des Körpers, aber sie beeinflussen andererseits auch stark das menschliche Empfinden. So wird bei einem äußerst liebevollen Kuss vor allem das Hormon Oxytocin ausgeschüttet. Es ist das

Liebes- oder auch Bindungshormon schlechthin, denn Oxytocin verursacht ein Gefühl von Liebe, Vertrauen und Lust. Darauf folgt dann ein Endorphin-Schub, der Schmerzen hemmt, das Wohlbefinden steigert, entspannt und regelrechte Glücksgefühle hervorruft. Und dann kommt der geniale Dopamin-Flash: Er wirkt wie eine körpereigene Droge und erzeugt ein kleines „High-Gefühl". Es kommt dabei natürlich auf den Kuss und die Stimmung an – klappt also nicht immer ... Kann aber!

Geburtshormone

Wenn die Geburt beginnt, dann schüttet der Körper einen Mix aus Oxytocin, Prostaglandinen, Adrenalin und Endorphin aus. (Ich beschränke mich hier auf die relevante Kurzfassung.) Dabei versetzen die Stress-Hormone Adrenalin und Noradrenalin den Körper in Alarmbereitschaft. Oxytocin ist für die Entstehung, Häufigkeit und Dauer der Wehen zuständig. Prostaglandine machen den Muttermund weich und öffnen ihn. Und Endorphine werden immer dann ausgeschüttet, wenn der Körper rhythmisch arbeitet. Das kennen viele von euch vielleicht vom Joggen: Irgendwann lässt die Anstrengung nach und es entsteht eine Art Glücksgefühl.

Und wenn all diese Stoffe im richtigen Gleichgewicht sind, dann steht einem regelrechten Geburtsverlauf nichts mehr im Wege.

Oxytocin – so flüchtig, wie ein scheues Tier

Das griechische Wort Oxytocin bedeutet „schnelle Geburt". Aber leider verhält es sich damit ein bisschen wie mit einem scheuen Tier: In ruhiger, geborgener Atmosphäre kann es sich entfalten und bleibt erhalten. Tauchen allerdings Stressoren und Störer auf, dann zieht es sich zurück (siehe Kapitel „Spontangeburt").

Denn genau wie beim Sex, wo Störungen ebenfalls schnell zum Lust-Verlust führen, verschwinden die eben noch wunderbar regelmäßigen Wehen unter der Geburt genau in dem Moment, wo Geborgenheit und Vertrauen plötzlich fehlen. Schon ein einzelner, unachtsam formulierter Satz eines Geburtsbegleiters kann ausreichen, um das ganze Hormon-Kartenhaus in sich zusammen stürzen zu lassen. Kommen die Wehen dennoch weiter, sind sie oft nur noch schmerzhaft und zu allem Überfluss meist unwirksam. Der ganze, schöne Geburtsverlauf ist dann gestört und es geht nicht mehr voran. Die Folge: An Stelle der schmerzstillenden Endorphine werden deutlich mehr Stresshormone ausgeschüttet, was wiederum zu entsprechender Anspannung führt. Die Wehen werden noch schmerzhafter wahrgenommen – das führt zu noch mehr Verspannungen und Angst – ein Teufelskreis.

Info-Box

„**Oxytocin** ist ein Hormon und hat eine wichtige Bedeutung beim Geburtsprozess. Gleichzeitig beeinflusst es nicht nur das Verhalten zwischen Mutter und Kind sowie zwischen Geschlechtspartnern, sondern auch ganz allgemein soziale Interaktionen."
Quelle: de.wikipedia.org/wiki/Oxytocin

Die Rettung: Rückzugs-Küsse

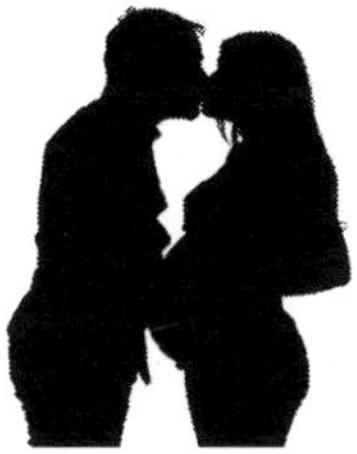

Was kann man also tun? Am besten ist es natürlich, den geborgenen Zustand wieder herzustellen. Konkret könnte das heißen: Wenn du dich unter der Geburt in so einem ungünstigen Teufelskreis wiederfindest und das Geburtsteam vielleicht sogar schon vom „Wehentropf" redet, dann bitte dir eine Bedenkzeit aus und zieh dich mit deinem Partner an einen geborgeneren Ort (Stationszimmer, Garten, Aufenthaltsraum ...) zurück. Allein das kann schon helfen. Und vielleicht habt ihr dann dort sogar Lust, euch ein bisschen zu küssen.

Auf die Welt geküsst

Natürlich ist es nicht für Jede(n) etwas, unter der Geburt zu knutschen. Aber wenn ihr euch das irgendwie vorstellen könnt, dann probiert es doch einfach mal aus. Denn neben der Oxytocin-Ausschüttung, die die

Wehentätigkeit wieder schön ankurbelt, bewirken die zärtlichen Küsse, das Streicheln und allein schon der Hautkontakt ein „weich-und-weit-werden“ des Beckenbodens. Das begünstigt sowohl die Öffnung des Muttermunds als auch das Tiefertreten des Babys im Geburtskanal.

Der etwas flapsige Spruch vom Kabarettisten Hans Werner Olm

„Küssen ist, wenn oben einer klingelt
und unten einer aufmacht“

ist zwar eher im sexuellen Kontext gemeint gewesen, funktioniert aber im Zusammenhang mit der Geburt perfekt.

Und wäre es nicht schön, dem Kind später zu erzählen, ihr habt es auf die Welt geküsst?

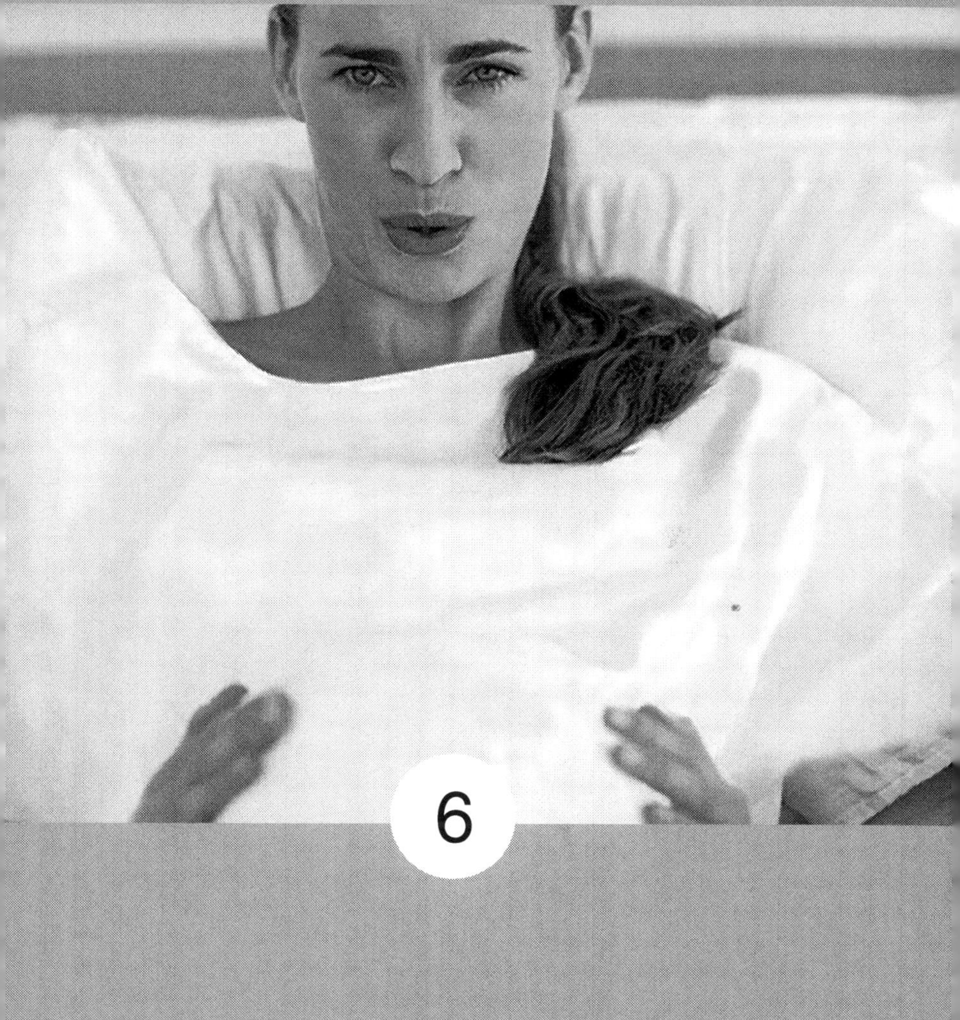

6

Die sanfte Geburt und das Geheimnis der Wehenzähmung

Dem Geburtsschmerz begegnen

Eines haben wir unser ganzes Leben lang gelernt: Schmerzen sind schlecht! Schmerzen sind ein Warnsignal des Körpers, das man ernst nehmen muss. Schmerzen bedeuten Verletzung oder Krankheit. Der Körper reagiert sofort mit Stress. Adrenalin wird ausgeschüttet, unsere Muskeln spannen sich an und unser Puls steigt. Dadurch können wir uns schnellstmöglich von einer Gefahrenquelle entfernen, einen sicheren Ort oder Hilfe suchen, uns zurückziehen und behandeln. Starke Schmerzen können wir nicht einfach so selbst überwinden, sondern sie erfordern medizinische Interventionen, also den Gang zum Arzt oder gar ins Krankenhaus, wo wir geheilt werden. Schlimme Schmerzen gehen also nicht von alleine wieder weg.

Begegnet uns also weitestgehend unvorbereitet der Geburtsschmerz, dann können wir diesen vielleicht anfänglich noch tolerieren. Aber sobald er ein bestimmtes Maß überschreitet, reagieren wir gemäß des erlernten Verhaltens und wollen uns umgehend retten und behandeln lassen. Wir sind darauf gepolt, es ist fast wie ein Reflex.

Kann man den Geburtsschmerz trotzdem (ohne Schmerzmittel) erträglich machen oder ihn vielleicht sogar überwinden? Und wenn ja, wie?

Albert Espinosa ist ein Mann, der 10 Jahre seines Lebens gegen den Krebs gekämpft hat und dabei unzählige Chemotherapien über sich ergehen ließ. In dieser Zeit verlor er ein Bein, einen Lungenflügel und seine Leber. Doch eines Tages beschloss er, dass Schmerz gar nicht existiert. In seinem autobiografischen Roman „Der Club der roten Bänder“ schreibt er:

> *„Wir haben jedoch herausgefunden, dass der Schmerz nur durch den Glauben an ihn existiert. (...) Ich erwartete nicht länger, dass*

es jetzt wehtun würde. (...) Und auf geheimnisvolle Weise traf dann genau das ein. (...) Das war kein Schmerz. (...) An dem Tag begriff ich, dass das Wort „Schmerz" keinen praktischen Nutzen hat, genau wie „Angst". Das sind einfach nur Begriffe, die uns erschrecken und Schmerz oder Angst hervorrufen. Wenn wir sie jedoch aus unserem Wortschatz streichen, dann verschwindet auch das, wofür sie stehen."

Diese Sichtweise erklärt vielleicht ein bisschen, weshalb die Anhänger der Hypnobirthing-Methode das Wort „Wehe" durch „Welle" ersetzen.

Ich würde nicht so weit gehen zu sagen, dass es Schmerzen nicht gibt. Schmerzempfindungen sind absolut individuell und nicht jeder hat die mentale Stärke, Schmerzen einfach wegzudenken. Aber ich bin absolut mit der Idee im Einklang, den Schmerzen nicht so viel Aufmerksamkeit zu schenken und sie so negativ besetzt zu lassen. Man sollte sie viel eher wie eine große Anstrengung betrachten, die man meistern kann. So wie bei einer großen sportlichen Leistung, bei der man sich vielleicht auch nicht die ganze Zeit großartig fühlt und dabei auch schon mal an seine Grenzen kommt, aber eben auch nicht daran zerbricht.

Ja, man kann versuchen, sich auf die Wehen positiv einzustimmen und das geht so:

Achtung, jetzt kommt eine kleine Gehirnwäsche!

Geburtswehen sind gute Schmerzen! Geburtswehen sind absolut wunderbar und sehr willkommen. Geburtswehen sind etwas, worauf man sich freuen oder sie zumindest als schöne Herausforderung erwarten kann. Geburtswehen kommen und gehen und der Körper nimmt durch sie keinerlei Schaden. Im Gegenteil: Sie sind absolut sinnvoll.

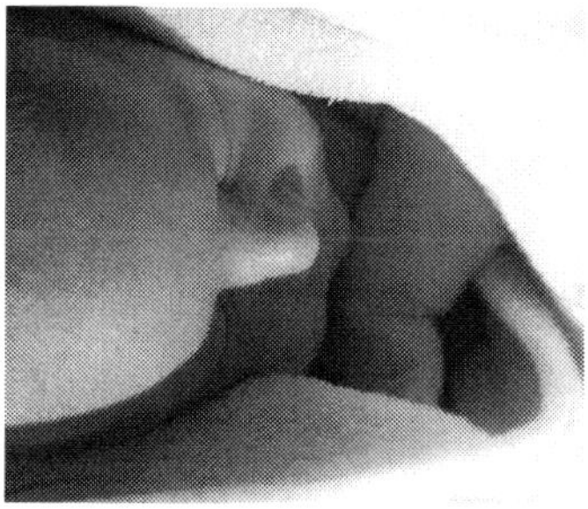

Als erstes führen Wehen dazu, dass man sich an einen geschützten, warmen, ruhigen, sicheren Ort begeben möchte. Dann stimulieren sie die Ausschüttung von Oxytocin, welches auch „das Liebeshormon" genannt wird. Es bewirkt, dass die Wehen regelmäßig und kräftig bleiben und die Geburt ihren Lauf nehmen kann. Gleichzeitig sorgt es aber auch für eine tiefe Bindung zum Kind. Denn unter der Geburt wird Oxytocin sowohl bei der Mutter als auch beim Kind im Übermaß ausgeschüttet, was tatsächlich zur großen Liebe und Bindung zwischen beiden beiträgt. Aber es wird noch ein weiterer Stoff ausgeschüttet: Endorphine. Sie sind die „Glückshormone", die Schmerzen dämpfen und für regelrechte Euphorie sorgen können. Das führt manchmal dazu, dass Frauen, die ungestörte Geburten erleben dürfen, geradezu in Trance oder „high" aus der Geburt kommen und in der ersten Zeit mit ihrem Baby von einer wahren Glückswelle getragen werden.

Das oben erwähnte „Stresshormon" Adrenalin ist allerdings der Gegenspieler der Endorphine und behindert die Schmerzbewältigung.

Was kannst du also tun, um die positiven Stoffe zu fördern und die negativen bestmöglich zu unterdrücken?

Hier kommt eine kleine „Gebrauchsanleitung", die du für dich gedanklich gerne mit eigenen Worten ergänzen oder umschreiben kannst:

- Freue dich auf die erste Wehe und tritt ihr unerschrocken und entspannt entgegen. Behalte dabei im Hinterkopf, dass jede Wehe dich der Begegnung mit deinem Kind ein Stückchen näher bringt und nach jeder Wehe eine Pause kommt. Unterdrücke den Flucht- und Anspannungsimpuls und gib dich ganz der Wehe hin, indem du nur kurz Luft holst und dann so ruhig und lange wie möglich ausatmest. Dabei versuchst du, so viel wie möglich von deinem Körper locker zu lassen. Der Schmerz ist ja „nur" im Bauch. Alle anderen Körperteile sind davon nicht betroffen. Also: Schultern entspannen, Kiefer und Mund locker lassen, Hände und Arme entspannen. Wiederhole das, bis die Wehe vorbei gegangen ist. Vielleicht magst du dir dabei eine deiner Affirmationen im Stillen vorsagen – dazu später mehr. Vielleicht stellst du dir auch einfach nur vor, wie die Kraft der Wehe deinen Muttermund, den Beckenboden und die Vulva ganz weit und weich werden lässt und dein Kind in Richtung Ausgang schiebt. Bei jeder Wehe ein kleines Stück mehr und weiter. Setze das im Kapitel „Deine Atmung hilft dir" beschriebene Tönen ein, wenn du magst. Lass die Töne in deinem Körper vibrieren, auf dass sie alle Verspannungen auflockern. Spür ihnen nach und schenke ihnen deine ganze Aufmerksamkeit, damit die Schmerzen so gut wie möglich verblassen können.

★ In der Wehenpause atmest du zunächst ganz tief in den Bauch und versuchst beim Ausatmen erneut alle Körperteile zu lockern und zu entspannen. Der Bauch ist in dieser Pause wieder weich und wird durch das bewusste Hineinatmen maximal entspannt. Versuch deine Atmung wieder zu normalisieren, sobald sich diese gewünschte Entspannung eingestellt hat. Genieße die Pause!

„Die Kunst des Ausruhens ist ein Teil der Kunst des Arbeitens."

John Steinbeck

★ Eine aufrechte Position unterstützt deine Kraft und führt dazu, dass du dich in der Pause gut bewegen und dein Becken lockern kannst. Mit kleinen, kreisenden Bewegungen oder einem Kippen des Beckens unterstützt du zudem dein Baby dabei, den richtigen Weg hinaus zu finden. Du wirst dein Kind schon schaukeln!

★ Kommt es zu einem Zustand, von dem du denkst, dass du ihn nicht mehr aushalten kannst, dann warte noch etwas ab, und führe dein Atem- und Entspannungsritual fort. Manchmal entstehen Schmerzstufen und es dauert leider etwas länger, bis der Körper mit einer entsprechend stärkeren Produktion von Endorphinen hinterherkommt. Aber es kommt. Aushalten – atmen – stark sein. Diese Stufen erfordern deine ganze Konzentration. Versuch die Pausen besonders gut zu nutzen. Geh ganz in dich und lass dich von Nichts ablenken. Du kannst das. Du schaffst das! Aushalten – atmen – stark sein!

Ende der Gehirnwäsche

Wenn du dich gegen jede Wehe sträubst, werden sich die Wehen stärker anfühlen. Stell dir vor, du schwimmst im Meer, inmitten von hohen Wellen. Dann hast du genau zwei Möglichkeiten:

Entweder, du kämpfst gegen jede Welle an, schluckst dabei viel Wasser, verlierst schnell an Kraft und bekommst Panik.

Oder du lernst, dich vom Wasser tragen zu lassen und deine Kraft immer nur für den Moment zu nutzen, um auf den nächsten Wellenkamm zu kommen. Ist die Welle dann vorbei, entspannst du dich, schöpfst Kraft und lässt dich tragen. Mit etwas Mut und Vertrauen in dich und deinen Körper wirst du das schaffen.

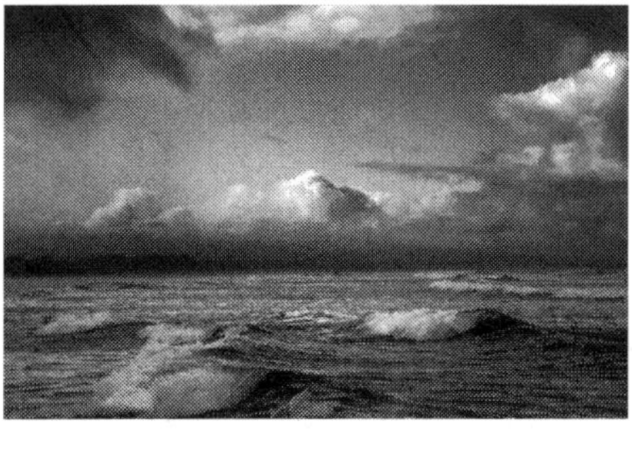

Schmerzmittel unter der Geburt

Natürlich kann dir es passieren, dass du trotz aller Vorbereitungen und Wünsche mit den Schmerzen nicht zurechtkommst. Vielleicht ist die Geburt sehr lang und erschöpfend oder du findest einfach nicht in den richtigen Rhythmus der Wehen hinein.

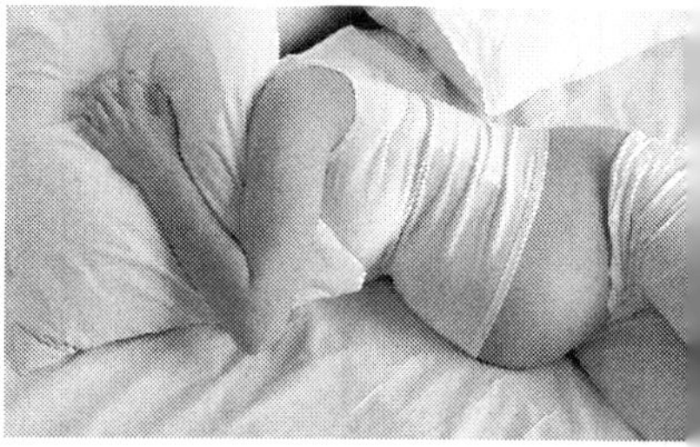

Das Schmerzempfinden ist individuell und lässt sich objektiv kaum messen. Daher erfordert es auch keine spezielle Rechtfertigung, wenn man nach einem Schmerzmittel verlangt, sondern nur eine entsprechende Ansage: Schmerzmittel. Jetzt.

Um 1850 begann der schottische Arzt James Young Simpson unter der Geburt mit der Gabe von Chloroform zu experimentieren und forderte damit zum ersten Mal die christliche Tradition des Ertragens von Geburtsschmerzen heraus. Und selbst nachdem sich Königin Victoria bei ihrem siebten und achten Kind das „gesegnete Chloroform“ geben ließ, dauerte es noch Jahrzehnte, bis diese Betäubung „à la reine“ (nach Art der Königin) die Geburtshilfe revolutionierte.

Glücklicherweise steht inzwischen einiges mehr zur Auswahl als nur so eine „Vollnarkose“, sodass für jede Frau und in jeder Phase der Geburt verschiedenste, zeitgemäße und schonende Optionen existieren. Denn nicht alles was es gibt, ist auch für jedes Stadium der Geburt gut geeignet – da gibt es in der jeweiligen Wirksamkeit ganz klare Abstufungen. Im Folgenden stelle ich dir die verschiedenen Varianten kurz vor, sodass du deine Möglichkeiten kennst und im Bedarfsfall darauf zurückgreifen kannst.

Zunächst gehe ich aber auf natürliche Schmerzmittel ein. Diese helfen dir durch Geborgenheit und Zuneigung ganz natürlich dabei, die Schmerzen besser auszuhalten.

Natürliche Schmerzmittel

Kontinuierliche Betreuung

Dabei bleiben ist alles! Eine intensive Betreuung der Gebärenden bringt die sicherste und effektivste Schmerzerleichterung! Denn: Frauen, die unter der Geburt kontinuierlich betreut werden, brauchen im Schnitt auch seltener Schmerzmittel (Hodnett et al. 2007). Mit diesem Wissen im Hinterkopf wird noch einmal klar, warum die Wahl des Geburtsteams (und nebenbei bemerkt auch der Erhalt der Hebammenbetreuung) so wichtig ist.

Nebenwirkungen: Keine

Wärme

Eine Geburt kann auf viele verschiedene Arten beginnen. Manchmal mit einem leichten Ziehen im Bauch oder im Rücken. Oder es geht mit einem Blasensprung los. Nur selten starten gleich kräftige, regelmäßige Wehen durch. Man kann sich also meistens langsam aber sicher an das steigende Schmerzlevel gewöhnen. Bei einigen Frauen hält dieser anfängliche, ziehende Schmerz leider recht lange an – und das teilweise über Stunden hinweg. Da sich der Muttermund aber häufig erst bei kräftigen, regelmäßigen Wehen nennenswert öffnet, kann dieser Zustand – auch Latenzphase genannt – eine Frau schon ziemlich zermürben. Der oft in den Leisten oder im unteren Rücken sitzende Schmerz kann in der Regel sehr gut mit Wärme behandelt werden. Eine Wärmflasche oder ein einfaches, warmes Bad kann hier schon regelrechte Wunder bewirken.

Und auch unter regelmäßigen Wehen ist Wärme ein effektives „Schmerzmittel“. Viele Frauen berichten, dass die Wehen zwar fast gleichbleibend stark spürbar sind, aber der Entspannungseffekt außerhalb der Wehe ungleich stärker ist und dass die Wehenpausen unter Wärmeeinfluss sogar etwas länger andauern. Daher entscheiden sich viele Frauen von vornherein, oder eben spontan, für eine Wassergeburt.

Nebenwirkungen: Manche Frauen bekommen in der Badewanne Kreislaufbeschwerden.

Massagen

Vielleicht klingt es verrückt, aber Massagen (vor allem die Kreuzbeinmassage) haben schon viele Frauen gut durch die Geburt gebracht. Dabei ist die Technik überhaupt keine Zauberei: Kreuzbein anvisieren und massieren. Fast alle Frauen wünschen sich in der Wehe einfach einen gleichmäßigen Druck oder ein sanftes Kreisen auf der entsprechenden Stelle. Das ist übrigens ein super Job für den Partner, der ja immer gerne wissen will, was er/sie tun kann, um zu helfen! Das kann man auch schon vor der Geburt ganz hervorragend „üben“.

Nebenwirkungen: Achtung – hohes Suchtpotenzial! ;-)

Homöopathie

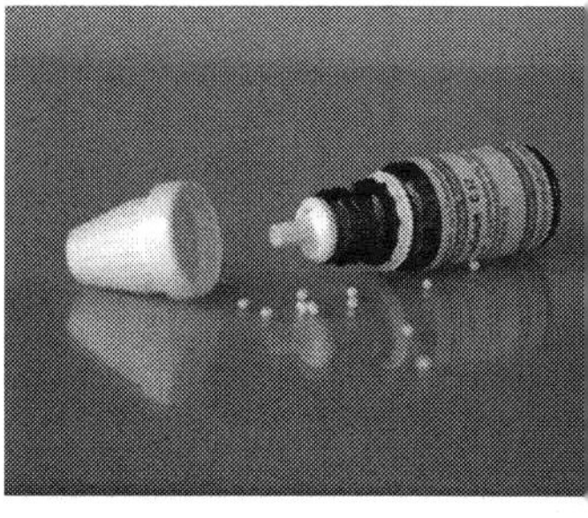

Homöopathie kann die eigenen körperlichen Prozesse unterstützen und zum Beispiel dazu beitragen, unkoordinierte Wehen regelmäßiger verlaufen zu lassen. Dadurch findest du leichter in deinen Rhythmus und verträgst die Wehen besser. Sie kann, Placebo-Effekt hin oder her, auch die Psyche stärken. Und für viele weitere Störungen im Geburtsverlauf gibt es auch fast immer eine homöopathische Lösung.

Die Homöopathie ist allerdings eine Wissenschaft für sich und nicht jede Hebamme im Kreißsaal hat diese zusätzliche Ausbildung gemacht. Es ist also keinesfalls selbstverständlich, dass du auf diese Hilfe zurückgreifen kannst.

Manche Frauen sprechen sehr gut auf homöopathische Mittel an, andere eher nicht – das ist Typsache.

Nebenwirkungen: Manchmal gibt es die sogenannte Erstverschlimmerung. Das bedeutet, dass sich das, wogegen das Mittel eigentlich helfen soll, erst einmal verstärkt. Diese Erscheinung ist jedoch bei akuten Ereignissen wie bei Wehen sehr selten und trifft eher auf chronische Zustände zu.

Akupunktur

Eine weitere Möglichkeit der Schmerzbekämpfung kann Akupunktur sein. Die größte Hürde ist hierbei, dass nicht alle Geburtshelfer diese Technik beherrschen. Ein weiteres Hindernis kann die damit verbundene Einschränkung der Bewegungsfreiheit sein. Denn die Nadeln verbleiben für circa 20 Minuten an Ort und Stelle.

Nebenwirkung: Es können kleine Rötungen an der Einstichstelle auftreten. Nicht jeder verträgt das sogenannte Nadeln gut. Das kann und sollte man besser schon vor der Geburt angetestet haben.

(Zur geburtsvorbereitenden Akupunktur siehe das Kapitel „Geburtsvorbereitende Akupunktur“)

Hypnobirthing

Hypnobirting ist ebenfalls eine Möglichkeit, um Schmerzen unter der Geburt auf ein erträgliches Maß herunterzuregeln. Manche Frauen berichten sogar von einer schmerzarmen- oder gar schmerzfreien Geburt. Allerdings steht dann nicht etwa die Hebamme das Pendel schwingend im Kreißsaal und du machst willenlos, was sie sagt. Sondern du hypnotisierst dich vielmehr selbst. Dieses Mentaltraining muss also vorher eingeübt werden.

Über Wochen und Monate hinweg übst du dich darin, einen positiven Geburtsverlauf zu visualisieren, ganz ähnlich wie ein Hochleistungssportler, der wieder und wieder seinen Parcours und den angestrebten Sieg im Geiste durchgeht. Zusätzlich lernst du viel über die natürlichen, körperlichen Abläufe unter der Geburt und findest Bilder oder Phantasieorte, auf die du mental zurückgreifen kannst, um besser zu entspannen. Du überzeugst dich letztlich selbst davon, dass eine Geburt ein absolut harmloser, natürlicher Prozess ist, den du meistern wirst. Dafür gibt es entsprechende Bücher, spezielle Kurse oder auch Übungs-DVD's für zu Hause – Stichwort: Hypnobirthing.

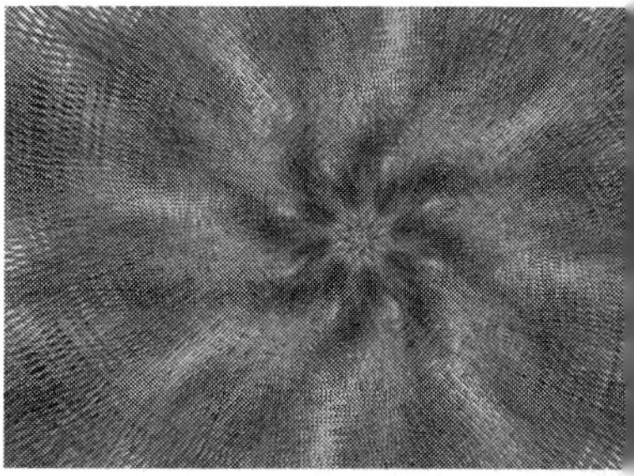

Eine schwächere Form des Hypnobirthing sind die Affirmationen, die ich dir bereits in den Kapiteln „Mantren und Affirmationen gegen den Schmerz“ sowie „Erstelle deine innere Playlist“ und „Unterstützende Affirmationen“ vorgestellt habe.

Nebenwirkungen: Eigentlich keine. Es kommt aber vor, dass die Wehen dennoch als sehr stark wahrgenommen werden, obwohl doch so viel geübt wurde. Viele Frauen sind dann enttäuscht – und zwar leider von sich! Das ist schade und soll nicht sein. Du hast keine Schuld daran, wenn es dir nicht gelingt die Wehen mit Hypnose zu zähmen. Es gibt eben Frauen, die mehr oder weniger empfänglich für die Kraft der Suggestion sind.

Lies dazu gerne im Hebammenblog den Bericht über eine Hypnobirthinggeburt.[12]

12 hebammenblog.de/schoene-geburt/hypnobirthing-hausgeburt

Herkömmliche Schmerzmitel

Lachgas

Eine gute, sehr wirksame Methode ist die Verabreichung von Lachgas. Es wird über eine Maske eingeatmet und wirkt fast sofort entspannend. Entgegen der Erwartung, die man vielleicht durch den Namen hat, kommt es beim geburtshilflichen Gebrauch aber nicht wirklich vor, dass Frauen dadurch extrem gute Laune bekommen oder gar anfangen zu lachen. Es ist viel eher so, dass alles etwas gedämpft wirkt. Ähnlich wie bei etwas übermäßigem Alkoholgenuss. Viele Frauen lieben diese Methode und wollen die Maske gar nicht mehr hergeben. Das Gute daran ist die einfache Dosierungsmöglichkeit und die Selbststeuerungsmöglichkeit durch die Frau. Bereits wenige Atemzüge ohne die Maske bewirken ein sofortiges Nachlassen der Wirkung

Nebenwirkung bei der Mutter: Manchen Frauen wird etwas übel.

Nebenwirkungen beim Kind: Da die Halbwertszeit des Medikaments nur circa drei Minuten beträgt, sind beim Kind kaum Nebenwirkungen zu erwarten.

Spasmolytika – krampflösende Mittel

Auch ein Spasmolytikum ist ein gutes Schmerzmittel für beginnende Wehen. Oben habe ich ja schon Wärme als eine muskelentspannende Methode beschrieben. Nun kann man ja nicht den ganzen Tag oder gar die Nacht hindurch pausenlos baden. Daher geben wir den Frauen manchmal ein entkrampfendes Mittel, wie zum Beispiel Buscopan, um noch einmal eine kleine Pause oder eine Nacht Schlaf zu ermöglichen. Ausgeruht pendeln sich die Wehen dann am nächsten Tag oft viel besser wieder ein. Als netter Nebeneffekt wirkt Buscopan lockernd auf den Muttermund. Daher wird es ebenfalls unter kräftigen Wehen gegeben, wobei hier dann der schmerzlindernde Effekt nur eine Nebenrolle spielt. Es kann als Tablette, Zäpfchen, oder Spritze verabreicht werden.

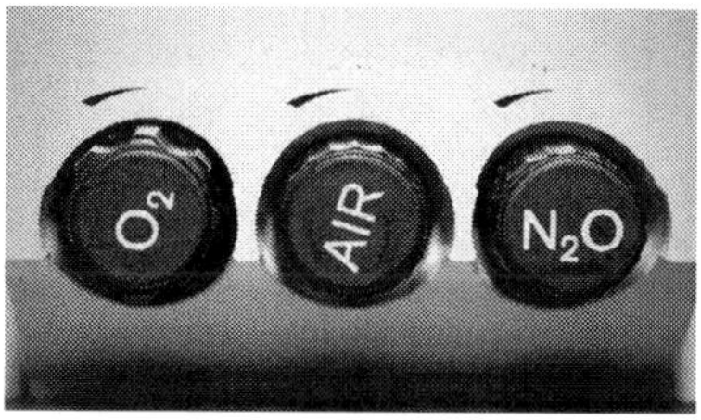

Nebenwirkungen: Sind äußerst selten und meist harmlos (unter anderem Mundtrockenheit).

Opioid – Analgetika

Manchmal müssen kräftigere Geschütze aufgefahren werden. Opioide[13] sind „dem Opium ähnliche" Substanzen. Sie haben stark schmerzlindernde Eigenschaften, ohne dabei stark abhängigkeitsgefährdend zu sein. Ich erkläre die Wirkungsweise dieser Mittel (meist Meptid[14]) immer so: „Wenn die Wehen Berge sind, dann sind die Gipfel der Berge nach Einnahme des Medikaments so stark abgeflacht, dass sich die Restschmerzen wieder recht gut vertragen lassen". Bei manchen Frauen wirkt das Medikament so gut, dass sie sogar während der Wehen ein bis zwei Stunden schlafen oder dösen können. Andere Frauen geben an, keine Besserung zu verspüren – sie wirken aber, von außen betrachtet, dennoch meist viel entspannter. Das Medikament wird als Spritze verabreicht und entfaltet seine Hauptwirkung für die Dauer von ungefähr zwei Stunden. Nach frühestens vier Stunden kann es erneut gegeben werden.

Nebenwirkungen bei der Mutter: Manche Frauen sind mehr oder weniger beeinträchtigt. Sie fühlen sich zum Teil wie betrunken. Übelkeit und Erbrechen können ebenfalls manchmal vorkommen.

Nebenwirkungen beim Kind: Da das Medikament über den Blutkreislauf auch direkt zum Kind gelangt, bekommt dieses das volle Wirkspektrum mit ab. An den CTG-Aufzeichnungen können wir erkennen, dass das Kind ebenfalls sehr schläfrig wird. Ein gesundes Kind kann diese Belastung gut aushalten. Und kommt das Kind zur Welt, während das Medikament gerade noch voll wirkt, kann es gelegentlich auch zu Atembeeinträchtigungen

13 de.wikipedia.org/wiki/Opioide

14 de.wikipedia.org/wiki/Meptazinol

kommen. Hier müssen die Geburtshelfer entsprechend sehr genau abschätzen, ob eine Gabe noch sinnvoll erscheint oder eben nicht (mehr).

Periduralanästhesie (PDA)

Wenn der Schmerz vollständig und dauerhaft unterbrochen werden soll, kommt die Periduralanästhesie (PDA) zum Einsatz. Da das Medikament in den Periduralraum (nicht ins Rückenmark!) eingebracht wird, gelangt es nicht in den Blutkreislauf der Mutter und somit auch nicht zum Baby. Das Medikament, meist eine Mischung aus einem Opiat und einem lokalen Betäubungsmittel, kann über einen Zugang (den man für diesen Fall gelegt bekommt) die ganze Geburt hindurch weiterdosiert werden. In manchen Kliniken wird die sogenannte Walking-PDA gelegt. Sie heißt so, weil die Frau dadurch (meist) keine der sonst üblichen Bewegungseinschränkungen hat. In anderen Häusern ist das eher nicht gängig. Hier müssen die Frauen dann, eben wegen der starken Bewegungseinschränkung der Beine, den Rest der Geburt liegend zubringen. Bitte am besten immer vorher erfragen, was die hausübliche Methode ist.

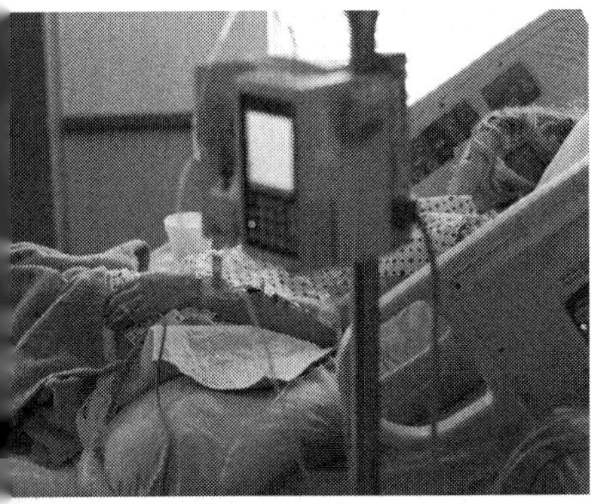

Nebenwirkungen bei der Mutter: Relativ häufig kommt es zu (gut behandelbaren) Kreißlaufabfällen. Manchmal treten am nächsten Tag sehr starke Kopfschmerzen auf, die bis zu 24 Stunden anhalten können. Die gesamte Geburt dauert, laut Studie[15], bis zu drei Stunden länger. Es wird fast immer ein Wehentropf (Wehenverstärker) nötig . Die Fähigkeit der

15 journals.lww.com/greenjournal/Citation/2014/03000/Second_Stage_of_Labor_and_Epidural_Use__A_Larger.8.aspx

Miktion (selbständiges Wasser lassen) wird während der PDA gestört[16]. Es gibt durchaus sehr seltene, aber schlimme Komplikationen, über die man vorher vom Arzt aufgeklärt wird.

Nebenwirkungen beim Kind: Bei der PDA gelangen keine Medikamente zum Kind. Es erfährt dadurch aber in der Regel eine längere Geburt und muss deutlich häufiger mit einer Saugglocke auf die Welt geholt werden.

Warum ich persönlich für einen äußerst sparsamen Gebrauch der PDA bin, habe ich im Hebammenblog in PDA – Fluch und Segen[17] beschrieben.

Pudendusblock

Eine weitere gute Möglichkeit der Schmerzbekämpfung – und zwar für den „Endspurt" – ist der Pudendusblock. Manche Frauen kommen zwar mit den Wehen selbst gut zurecht, haben aber sehr große Angst vor dem „Kopfdurchtritt". Beim Pudendusblock wird ein Lokalanästhetikum durch die Scheidenwand zum nervus pudendus[18], der die Dammnerven versorgt, gespritzt. Dadurch entsteht dort ein Taubheitsgefühl.

Nebenwirkungen bei der Mutter: Allergische Reaktionen bei Überempfindlichkeit auf lokale Betäubungsmittel. Einige Mütter bemängeln auch im Nachhinein, die Geburt nicht bis zum Ende gespürt zu haben.

Nebenwirkungen beim Kind: Keine. Gegebenenfalls aber Verletzungsgefahr durch die Nadel.

16 hebammenblog.de/schoene-geburt/pda-aufklaerung

17 hebammenblog.de/schoene-geburt/pda-fluch-segen

18 de.wikipedia.org/wiki/Nervus_pudendus

Schlussgedanke – Schmerzbewältigung

Ob du Schmerzmittel brauchen wirst oder nicht, liegt nicht nur an deinem persönlichen Schmerzempfinden. Es hängt auch noch von einigen weiteren Faktoren ab:

Ein guter Start

Zunächst einmal hängt es maßgeblich davon ab, mit welchen Voraussetzungen du in die Geburt gehst. Meiner Erfahrung nach brauchen Frauen, die schon sehr erschöpft starten, deutlich häufiger eine medikamentöse Unterstützung. Es ist also äußerst sinnvoll, in den Tagen um den Errechneten Termin herum, eine gute Selbstfürsorge zu betreiben: Gut essen, viel schlafen, dich ein bisschen „pampern" (lassen) – all das trägt dazu bei, dass du mit voller Energie, also bestmöglich, in die Geburt startest.

Der Geburtsverlauf

Wenn eine Geburt sehr lange dauert, schwinden irgendwann die Kräfte. Dann lassen sich Wehen nicht mehr so gut wegstecken und es wird eher

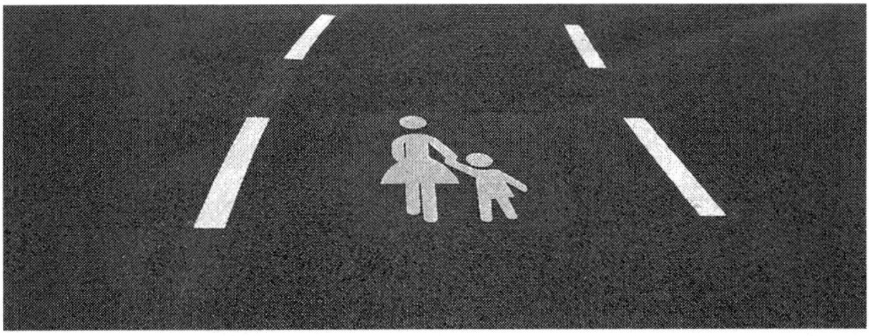

wahrscheinlich, dass du eine kleine Hilfe in Anspruch nehmen musst. Kann man das steuern? Es ist die Aufgabe der Hebamme, gut auf dich achtzugeben und die für dich passenden Maßnahmen zu ergreifen, damit du gut durch die Geburt kommst. Du wirst einfach alles so machen, wie du es eben kannst und wie es sich für dich richtig anfühlt. Alles weitere ergibt sich dann schon.

Die Psyche

Ein starker Wille trägt dich gut durch die Geburt. Am besten visualisierst du deine Traumgeburt vorab immer wieder. Dann kannst du unter der Geburt auf diese Bilder zurückgreifen. Auch dein Partner kann dir dabei helfen, indem er dich bestärkt und unterstützt (Siehe dazu das „Das Kapitel für den Partner“).

Am Ende zählt nur dein (Wohl-)Befinden

Wie auch immer deine Geburt verläuft – das, was du fühlst und was du brauchst, weißt am Ende nur du! Du entscheidest! Du bist die Chefin!

Wenn du ohne Schmerzmittel durch die Geburt kommst: Respekt und herzlichen Glückwunsch!

Wenn du Schmerzmittel möchtest oder brauchst: Genau dafür sind sie da!

Es ist deine Geburt, die du gestaltest. Und zwar ganz so, wie es für dich gut und richtig ist. Lass dir bitte nichts anderes erzählen oder einreden!

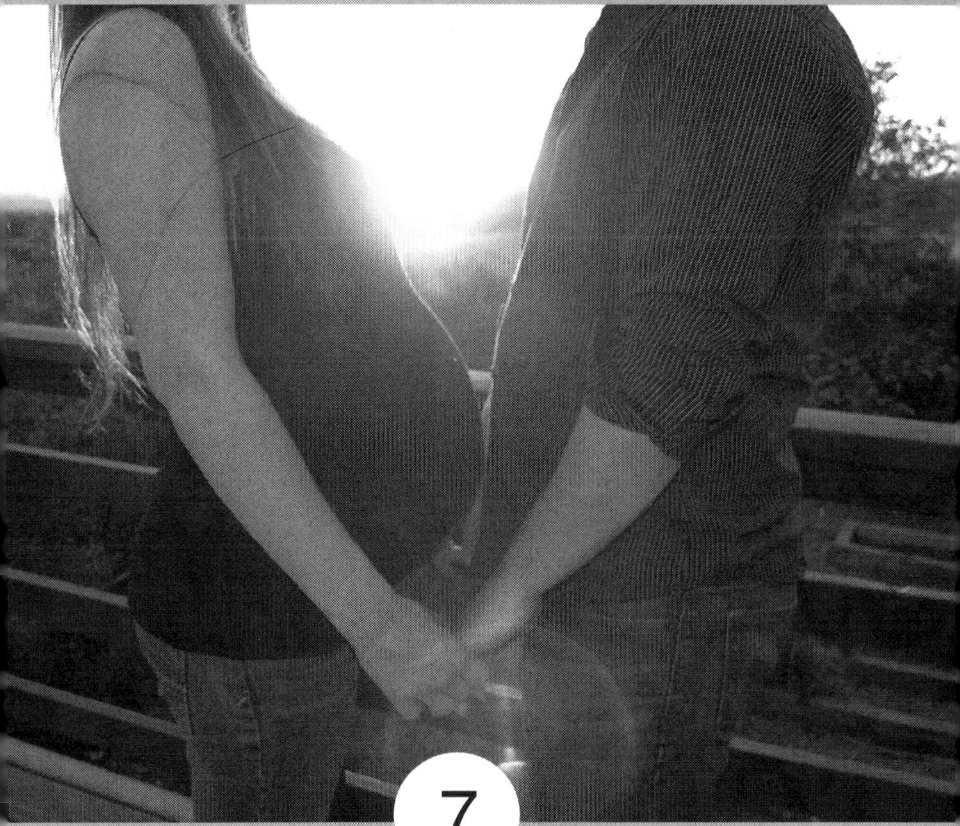

7

Das Kapitel für den Partner

Einleitung

Lieber Partner, liebe Partnerin,

auch wenn du natürlich gerne das gesamte Buch lesen darfst, dieses Kapitel ist speziell für dich!

Die Fragen, die du dir stellst, lauten vermutlich in etwa so: „Kann ich meine Partnerin unter der Geburt unterstützen? Und wenn ja, dann wie?“

Ganz klar: Ja, du kannst sie unterstützen – sehr! Deine Hilfe ist sogar wichtiger als du jetzt vielleicht denkst. Und dafür musst du nicht mal wirklich viel tun.

Ich habe dir im Folgenden eine Reihe von Möglichkeiten aufgelistet, wie du deiner Frau eine große Hilfe sein kannst. Da du sie aber am besten kennst, wird dir im Anschluss sicher noch einiges einfallen, das ganz speziell für sie hilfreich sein könnte.

Stell dir zur Einstimmung auf das Thema einfach folgende Fragen:

- ★ Wie geht meine Frau[19] normalerweise mit Schmerzen, Stress oder Unwohlsein um? Was hilft ihr dann?
- ★ Wie könnte ich ihr dabei helfen, dass sie sich besser fühlt? Lässt sie sich gerne „betutteln“ oder mag sie lieber für sich sein? Mag sie Wärme (Wärmflasche, Kirschkernkissen in die Kliniktasche einpacken) oder mag sie gerne spezielle Duft- oder Massageöle?

---

19 Wenn ich „Frau“ sage, meine ich damit übrigens nicht, dass ihr zwingend verheiratet seid.

- Gibt es etwas, das ich vorbereiten oder einpacken kann, worüber sie sich ganz sicher freut? Eine besondere, vielleicht für euch bedeutsame Musik? Ihren Lieblingsbadezusatz oder ein besonderes Getränk?
- Natürlich kannst du sie auch einfach mal fragen oder mit ihr zusammen überlegen.

Hier kommen meine Tipps für dich, die du gerne, nach Belieben ergänzen kannst.

Wie du deine Partnerin unter der Geburt unterstützen kannst

Olympische Unterstützung

Ich finde, dass die wichtigste Parole für den Partner in erster Linie der olympische Gedanke sein sollte: „Dabeisein ist alles!“

Damit hast du im Prinzip schon 90% der möglichen „Aufgaben“ abgedeckt. Hört sich das für dich zu banal an? Ich versichere dir, das ist es nicht. Denn du wirst mitansehen müssen, wie deine Partnerin leidet, wie sie in einem Ausnahmezustand an ihre Grenzen gerät und du ihr dabei nichts von der Anstrengung abnehmen kannst. Zumindest scheint es so. Aber! Du kannst ihr allein mit deiner Anwesenheit enorm viel geben. Denn du bist ihr Vertrauter, ihr Motivator, ihr Fels in der Brandung, ihre Heimatinsel in der (vermutlich) fremden Umgebung und ihr Beschützer. Wenn du zu ihr hältst und ihr im wahrsten Sinne des Wortes beistehst, dann wird sie viel mehr Kraft aktivieren können als jemals allein.

Vertrauensvolle Zuversicht

Ich habe deiner Frau in diesem Buch geraten, sich ein paar Affirmationen oder auch Mantren auszudenken, mit denen sie sich unter der Geburt selber Mut machen kann. Du solltest diese, genauso wie ihren Wunschgeburtsplan, gut kennen, damit du sie so gut wie möglich bestärken und unterstützen kannst.

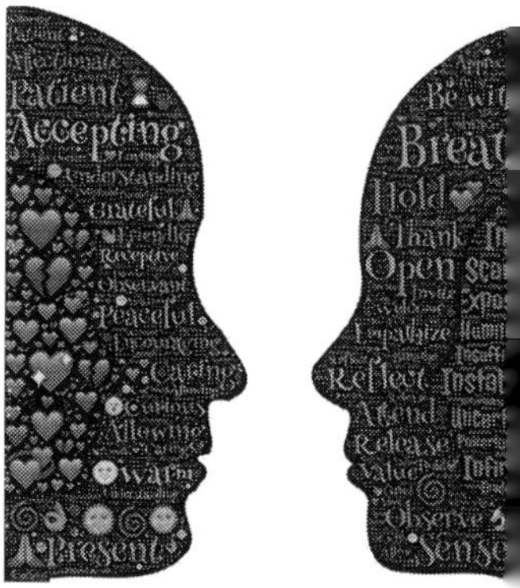

In meiner Praxis erlebe ich manchmal Partner, die mit dem Leiden der Gebärenden nicht zurechtkommen und sie daraus einfach nur irgendwie erretten wollen. Ich kann das verstehen, aber es hilft nicht. Ganz im Gegenteil: Das zeigt der Frau nur, dass man eben nicht mehr an sie und ihre Kraft glaubt. Der Effekt ist natürlich fatal, denn wenn die Geburtsbegleiter nicht an sie glauben, dann wird es die Frau selbst auch nicht mehr können. Das Beste, das du tun kannst, ist, an ihre (Gebär)kraft zu glauben und ihr das immer wieder angemessen und einfühlsam zu zeigen: Lob sie, soviel es geht. Sag ihr, wie stolz du auf sie bist oder flüstere ihr ein Mantra ins Ohr und zeig ihr damit, wie zuversichtlich du bist, dass sie es schaffen wird.

„Nichts kann den Menschen mehr stärken, als das Vertrauen, das man ihm entgegen bringt."

Adolf von Harnack (Theologe 1914)

„Ich kann nicht mehr!"

Wenn sie an den Punkt kommt, an dem sie ohne Hilfe von Schmerzmitteln nicht mehr weiter weiß, wird sie von selbst danach fragen. Bitte bedenke dafür schon jetzt: Wenn du ihr diese Erleichterung in Eigeninitiative in Aussicht stellst, obwohl sie sich möglicherweise sogar vorgenommen hat, es ohne zu schaffen, dann wird sie vermutlich schwach werden und sich später vielleicht sogar ärgern und grämen. Übrigens gibt es fast keine Frau, die ohne die verzweifelten Worte: „Ich kann nicht mehr! – Ich will nicht mehr! – Ich will nach Hause" durch die Geburt kommt. Und auch wenn sie das in dem Moment sicher so empfindet, kann schon die nächste Wehenpause zu neuem Mut führen. Für dich gilt dabei: Jetzt nur keine Panik bekommen! Denk daran: Du bist der Fels in ihrer Brandung!

Ich will nicht sagen, dass Worte unter der Geburt nicht auch ernst gemeint sind. Aber manchmal wird auch einiges gesagt, dass lediglich der unglaublich großen Anstrengung Ausdruck verleiht und nicht zu sehr auf die Goldwaage gelegt werden sollte.

Wenn ich mir nicht sicher bin, wie ernst eine Frau das Gesagte unter der Geburt tatsächlich meint, dann sage ich immer: „Du machst das ganz großartig. Aber du weißt ja, dass es alternative Möglichkeiten wie zum Beispiel Schmerzmittel gibt. Du kannst sie jederzeit bekommen, wenn du sie brauchst. Sag einfach Bescheid." Im Gegensatz zu: „Möchtest du jetzt vielleicht ein Schmerzmittel?" Damit eröffne ich der Frau lediglich die Option, gebe ihr aber den Weg nicht unmittelbar vor. Vielleicht könnt ihr euch ja auf einen ähnlichen Sprach-Code einigen.

Zeig ihr aber auch deutlich, dass sie diejenige ist, die hier alle Ruder in der Hand hat und dass du sie, welche Variante sie auch immer braucht und wählt, vollkommen unterstützt. Ein Schmerzmittel in Anspruch zu nehmen, ist absolut OK und überhaupt nicht verwerflich.

Konkretes

Natürlich gibt es aber auch noch ein paar handfestere Aufgaben für dich.

Deine Frau wird mit den Wehen unter Umständen so sehr beschäftigt sein, dass sie nicht mehr von selbst auf ihre Grundbedürfnisse achten kann.

Überprüfe daher bitte immer mal wieder, ob sie eventuell schwitzt oder friert und kümmere dich darum: Decken, Socken, Wärmflasche, eine warme Wanne oder auch einen kalten Waschlappen – oder darum, dass der Geburtsraum einfach mal gut durchgelüftet wird. „Frischer Wind", im wahrsten Sinne des Wortes, hilft manchmal besser als man denkt.

Frag, ob sie Durst hat und biete ihr immer mal wieder Wasser, Tee (den leckeren von zu Hause!) oder Saft an.

Ebenso ist es dementsprechend nötig, sie mindestens einmal pro Stunde an den Toilettengang zu erinnern. Hört sich komisch an? Ja, Frauen vergessen tatsächlich, dass sie müssen; beziehungsweise ist das Gespür dafür – sobald das Baby tief im Becken sitzt – einfach auch etwas verändert.

Wenn du das Gefühl hast, dass sie aus ihrem Atem-Rhythmus kommt oder sie einfach an einem Punkt ist, an dem sie nicht mehr klarkommt, dann atme mit ihr zusammen. Das hilft tatsächlich sehr, weil du ihr damit einen gewissen Rhythmus vorgibst, in den sie dann leicht wieder hineinfindet. Wenn du nicht weißt, wie das geht, bitte die Hebamme um Hilfe, falls sie das nicht von allein tut.

Wenn ihr einen Geburtsvorbereitungskurs zusammen besucht – das empfehle ich euch sehr – dann lernt ihr dort bestimmt verschiedene Gebärpositionen kennen. Ermutige deine Partnerin, diese unterschiedlichen Positionen auszuprobieren. Es sei denn natürlich, sie hat ihre Lieblingsposition bereits gefunden und ist damit glücklich.

Massagen

Achte nach jeder Wehe darauf, dass deine Partnerin wieder deutlich ruhiger atmet, sich insgesamt etwas entspannt und ihre Pause gut zur Erholung nutzt. Eine sanfte Schultermassage hilft, die angespannten Muskeln zu lockern. Auch Stirnfalten können „glatt massiert", oder auch gerne „glatt geküsst" werden.

Apropos Küsse: Durch Zärtlichkeiten werden Endorphine ausgeschüttet, die wiederum Schmerzen lindern können. Nicht jede Frau ist unter der Geburt für Streicheleinheiten und Küsse zu haben, aber wenn sie es mag, ist es eine großartige (Geburts-)Hilfe.

Massagen sind auch in anderen Bereichen sehr angenehm. Die meisten Frauen lieben eine (gerne kräftige) Massage des Kreuzbeins – und zwar während der Wehen! Probier doch einfach mal, ob das deine Frau auch mag. Und last but not least: Wenn irgendwo Muskeln vor Anstrengung zittern oder gar krampfen, kann ein Ausstreichen oder Rubbeln der betroffenen Stellen (meist Arme oder Beine) wahre Wunder bewirken.

Bodyguard

Du kannst versuchen, ein bisschen darauf zu achten, wer wann mit deiner Frau spricht:

Sie hat gerade ganz offensichtlich eine Wehe? Ein Arzt, die Hebamme oder wer auch immer sollten das eigentlich von alleine registrieren und vor allem respektieren. Aber sollten sie in diesem Moment doch etwas zu ihr oder einfach lautstark in den Raum hinein sagen wollen, dann bremse sie bestimmt, aber freundlich aus. In der anschließenden Wehenpause kann deine Partnerin das Gesagte ohnehin viel besser entgegennehmen und entsprechend darauf reagieren. Soviel Zeit ist im Normalfall immer vorhanden und muss sich halt genommen werden. Denn in einer Wehe angesprochen zu werden, kann nicht nur die Konzentration extrem stören, sondern dadurch die Wehen auch deutlich schmerzhafter machen.

Du kannst mit dem Personal auch zusammen darauf achten, dass ihre Privatsphäre so gut wie möglich gewahrt bleibt. Türen sollten geschlossen und unautorisierte Einblicke verhindert werden. Deine Partnerin soll sich in einer bestmöglich geschützten Umgebung befinden, in der sie sich ganz auf ihre Aufgabe konzentrieren kann.

Aber übertreibe es mit dem „Bodyguard-Gedanken" bitte nicht. Pöbelnde Panikväter in Spe werden im Extremfall auch schon mal des Kreißsaals verwiesen – aber du bist ja bestimmt ein ganz Netter! ;-)

Selbstfürsorge

Mein letzter, aber auch ganz wichtiger Rat für dich ist: Pass bitte genauso gut auf dich auf!

Wenn du merkst, du bist emotional oder körperlich am Ende, dann gönn dir bitte eine kurze Pause. Ich weiß, was du jetzt vielleicht denkst: „Sie kann sich so eine Pause ja auch nicht nehmen." Ja, das stimmt. Aber du kannst es und solltest es im Zweifelsfall auch tun. Selbst wenn deine Frau sehr konzentriert mit den Wehen beschäftigt ist, wird sie deinen kritischen Zustand wahrnehmen. Und nichts ist kontraproduktiver, als sich unter der Geburt, neben der Verarbeitung der Wehen auch noch Sorgen um den eigenen Partner zu machen. Das würde zu einer sehr großen Ablenkung führen und so gar nicht weiterhelfen. Darum: Kümmere dich um deine Frau, solange du das kannst. Aber wenn du eine Pause brauchst, dann nimm sie dir! Auch dafür könnt ihr vorher ein Zeichen vereinbaren, damit sie Bescheid weiß und sich keine Sorgen machen muss. Frisch durchgelüftet und mit einem Kaffee intus wirst du sie gleich wieder doppelt so gut motivieren und unterstützen können.

Nochmal kurz etwas zur Goldwaage und deiner Selbstfürsorge: Wenn sie dich unwirsch beschimpft oder ein Angebot von dir (das Mantra, die Massage, was auch immer) ablehnt oder dir barsch befiehlt, einfach mal still zu sein, sie nicht anzufassen, dies und das, dann atme tief durch, lächele innerlich und nimm es nicht persönlich. Nimm es leicht! Sie ist im Ausnahmezustand und hat Narrenfreiheit. Das wird sie dir später danken.

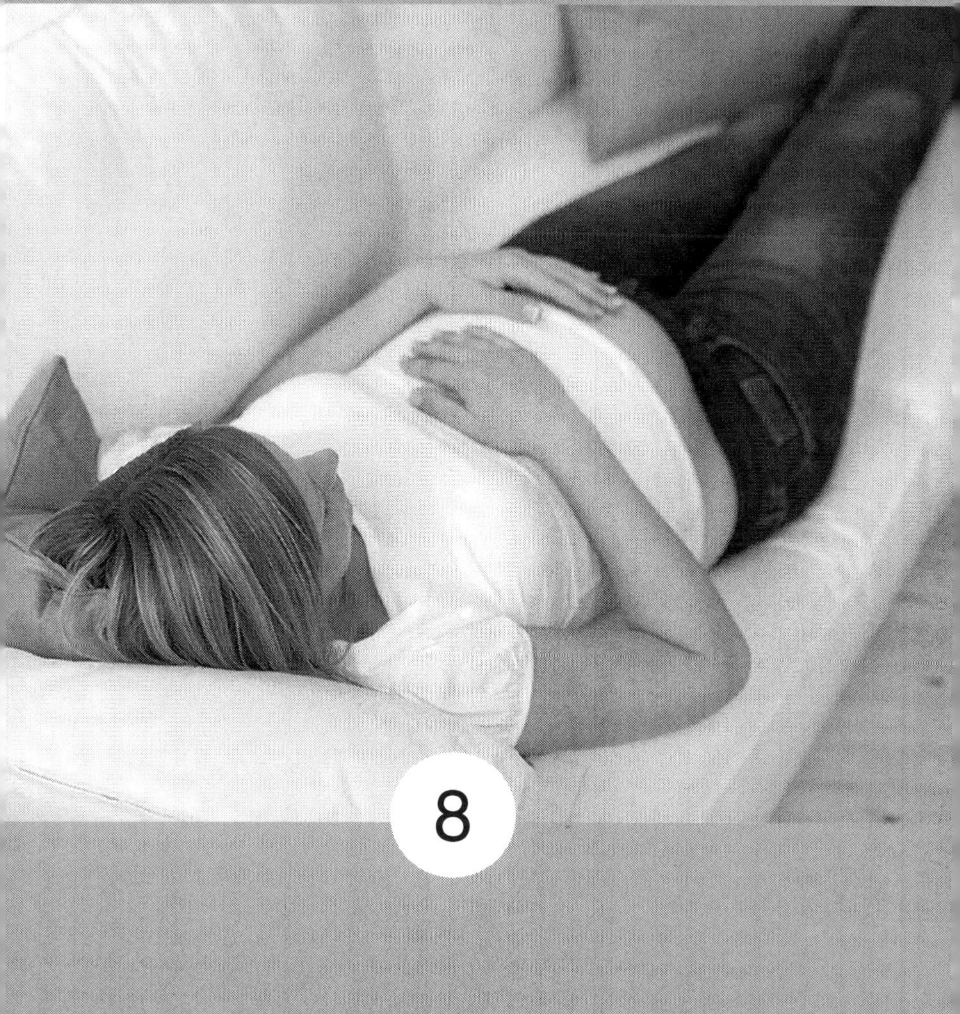

8

Der Knoten im Kopf
So machst du den Weg für die Geburt frei

Was hält dich auf?

Manchmal erlebe ich in der Vorsorgearbeit Frauen, bei denen einfach alles perfekt erscheint. Sie haben sich mit der bevorstehenden Geburt auseinandergesetzt. Sie wissen genau, was sie wollen. Alle Weichen für eine schöne Geburt sind gestellt. Und dennoch wirken sie angespannt, unzufrieden oder übermäßig ängstlich.

Dann frage ich sie: „Was hält dich noch davon ab, dich voll auf das Abenteuer Geburt einzulassen?"

In unseren Gesprächen kommen dann manchmal emotionale „Baustellen" zu Tage, die auf den ersten Blick gar nicht direkt etwas mit der Geburt zu tun haben. Es sind oft unausgesprochene Ängste oder ganz allgemeine Sorgen. Meistens gelingt es uns ganz leicht, sie zu vertreiben. Aber in einigen Fällen braucht man dafür speziellere Hilfe.

Angst davor, Eltern zu werden

Mutter oder Vater wird man für den Rest seines Lebens sein. Das kann schon eine beängstigende Vorstellung sein. Anderseits ist es auch etwas ganz wunderbares und vor allem ist es etwas, in das man nach und nach hineinwächst. Du musst also noch keine perfekte Vorstellung davon haben, wie du sein wirst oder sein möchtest. Das ergibt sich im Laufe der Zeit.

Angst, nicht gut genug zu sein

Keine Angst! Denn es gibt sowieso keine perfekten Eltern. So etwas verlangt auch kein Kind von einem. Es reicht vollkommen aus, wenn du dich auf das Abenteuer Elternschaft einlässt und dein Kind liebst. Alles Weitere wirst du gemeinsam mit deinem Kind lernen. Schau dich um und guck dir von anderen Eltern das ab, was du gut findest und lass dich ansonsten von deinem eigenen Bauchgefühl leiten. Und wenn du es wirklich nicht alleine schaffst, gibt es viele professionelle Hilfen, die du in Anspruch nehmen kannst.

Angst, nicht ausreichend vorbereitet zu sein

Du tust ja gerade schon ganz viel dafür, dich sehr gut vorzubereiten. Mit Sicherheit wirst du der Aufgabe gerecht! Denke positiv! Verabrede ein Vorgespräch mit deiner Hebamme und berichte ihr von deinen Sorgen. Bestimmt findet ihr eine Lösung für alles, was noch unklar scheint.

Probleme mit dem Partner

Probleme und Streitereien kommen in den besten Familien vor. Und wenn sich ein Paar auf das Elternwerden vorbereitet, werden diese Probleme manchmal sehr drängend. Sie kommen einfach an die Oberfläche. Wenn es also etwas gibt, das ihr nicht zu zweit in den Griff bekommt, ist jetzt ein guter Zeitpunkt, das professionell anzugehen. Lasst euch coachen, geht zu einem Mediationsgespräch oder zu einer Paarberatung. Es ist keine gute Idee, eine belastende Situation mit in die Geburt zu nehmen.

Wenn du also merkst, du weißt zwar jetzt ganz viel und bist doch wirklich gut vorbereitet, aber irgendwas liegt dir noch auf der Seele: Dann suche das Gespräch mit deinem Partner, mit deiner besten Freundin oder mit deiner Mutter. Eine gute Psychohygiene[20] ist ein kleiner aber wichtiger Baustein auf dem Weg zu deiner schönen Geburt.

20 de.wikipedia.org/wiki/Psychohygiene

Die Geburt als emanzipatorische Rückschrittsfalle

Es gibt noch ein Problem, mit dem sich Frauen immer noch häufig auseinander setzen (müssen). Frauen, die ihr Leben lang auf allen Ebenen nach Gleichberechtigung streben und diese auch in ihrer Beziehung leben, haben oft die nachvollziehbare und durchaus berechtigte Angst, durch ein Kind nun doch in die klassische Rollenverteilung gedrängt zu werden. Und natürlich ist es erst einmal so: Die Frau ist schwanger, die Frau bekommt das Baby und die Frau ist diejenige, die gegebenenfalls stillt. Für manche ist das schon im Vorfeld ein Problem und sie entwickeln tatsächlich eine ausgeprägte Schwangerschaftsphobie[21]. Einige überwinden das, werden schwanger und wachsen da rein. Andere gehören die ganze Schwangerschaft über nicht gerade zum Kreis der „glücklichen Schwangeren" und empfinden alle körperlichen Veränderungen als sehr schwierig.

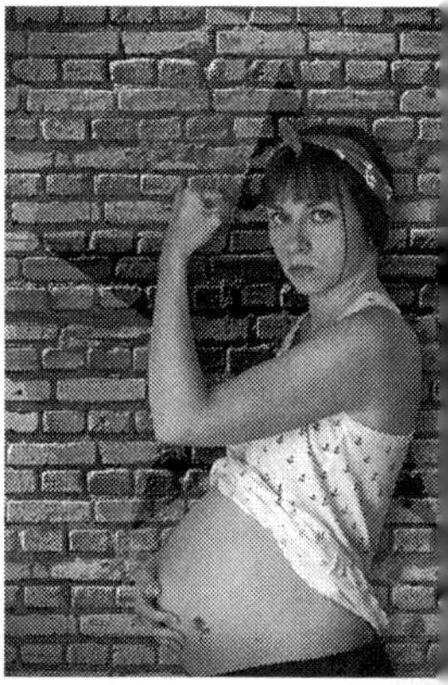

Das eigentliche Problem zeigt sich aber erst, sobald das Baby da ist. Laut der Gewerkschaft ver.di verdienen Frauen im Durchschnitt immer noch 21 % weniger als Männer[22]. Daher macht es für die meisten Paare mehr Sinn, wenn die Frau den Löwenanteil der Elternzeit nimmt. Auf das größere Gehalt kann man ja gerade als junge Familie schlecht verzichten. Und schon schnappt die Falle zu. Kaum ist man zu Hause und kümmert sich „nur" um das Kind, ist man auch schnell diejenige, die einkauft und den Haushalt organisiert. Das ist dann genau das, was man doch eigentlich nie für sich wollte! Ich selbst

21 hebammenblog.de/schoene-geburt/schwangerschaftsphobie

22 www.verdi8-hellweg.de/23544-2/

empfinde das als ein echt heikles Thema, das man auch leider niemandem wirklich schön reden kann.

Was kann man also tun?

Der Staat hilft hier wenig.

Wichtig ist es daher, sich auf persönlicher Ebene, als Paar klare Regeln zu geben und entsprechende Absprachen zu treffen. Wie stellt man sich die Arbeitsteilung mit Baby vor? Was kann der Partner tun, um die Bedenken der Partnerin zu lindern?

Mit ein bisschen mehr Organisation und Vorbesprechung lässt sich einiges regeln. Wenn sich beide Partner darüber einig sind, dass die Eine eben schwanger oder stillend ist und der Andere viele der weiteren Pflichten übernimmt, dann kann es gut klappen. Denn alles, mit Ausnahme der rein körperlichen Prozesse, ist keineswegs per se Frauensache.

Ist sein Gehalt so gut, dass es Sinn macht, in eine Haushaltshilfe zu investieren? Oder verzichtet man lieber auf etwas Geld, teilt sich dafür aber die Elternzeit gerecht auf? Hier gibt es genauso viele unterschiedliche Vorlieben wie Lösungsansätze.

Daher rate ich dazu, in jedem Fall darüber zu reden. Ein gutes Partnergespräch kann oft schon einige Bedenken beiseiteschaffen und bestimmte Probleme gar nicht erst entstehen lassen.

Unausgesprochenes und Schwelendes zwischen den Partnern kann sich im Geburtsverlauf als Stillstand manifestieren. Sind aber die unguten, sorgenvollen Gedanken zerstreut, weil man die Dinge vorher klären konnte, kann die Geburt ungestört und sorgenfrei verlaufen.

Schlussgedanke – Konflikte

Je unbelasteter du in die Geburt gehst, desto besser. Aber natürlich gibt es Dinge, die man weder verhindern noch glätten kann. Jeder trägt sein „Päckchen“ mit sich durchs Leben und nicht jedes Problem lässt sich lösen.

Aber nicht jeder Konflikt bedeutet auch gleich eine Störung für die Geburt.

Wichtig ist es, dass du in dich gehst und die potentiellen Baustellen auslotest. Genauso wichtig ist es aber, Unwichtiges zu erkennen und wegzuschieben.

Ohnehin verblassen viele, vermeintlich wichtigen Dinge in Anbetracht des Großereignisses Geburt. Und auch danach wirst du Vieles mit ganz anderen Augen sehen.

Sprich mit deinem Partner und deinen Geburtsbegleitern über die wirklich relevanten Konflikte und Ängste, damit du die Geburt unbelastet und sorgenfrei auf dich zukommen lassen kannst. Aber versuche nicht, jeden noch so kleinen Konflikt unbedingt lösen zu wollen – das verkrampft die Situation mehr als dass es hilft.

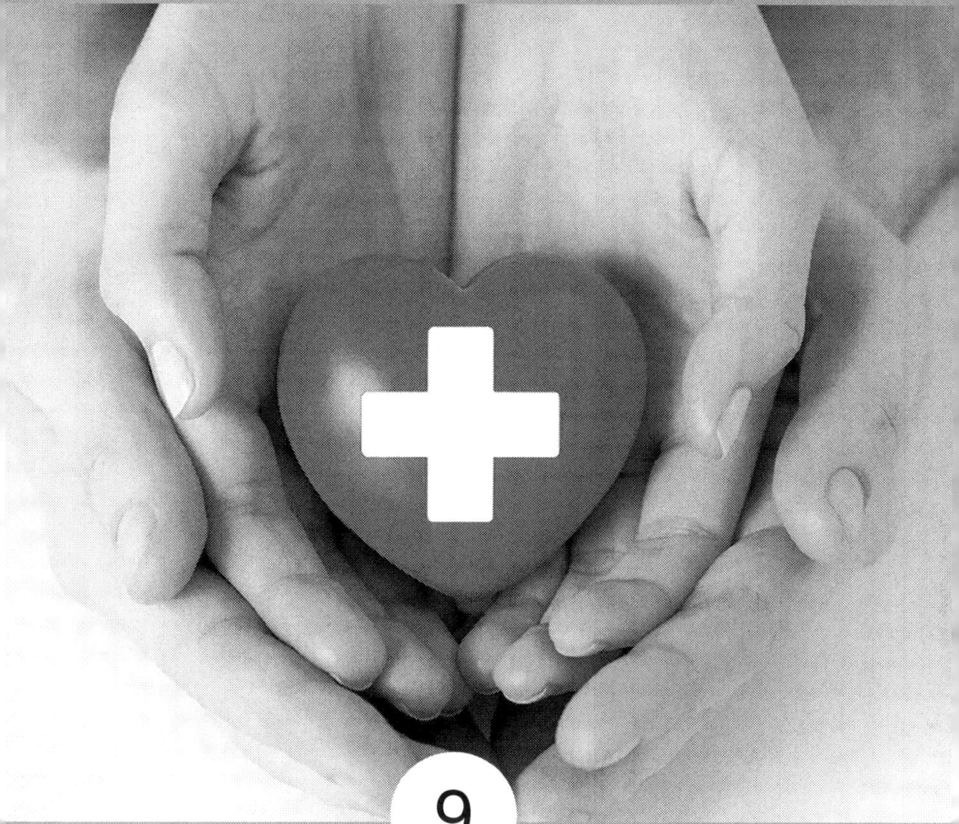

9

Worst Case Szenario und erste Hilfe

Worst Case Szenario & erste Hilfe

Ja, auch das kann natürlich passieren: Du hast dich perfekt vorbereitet, hast alles „richtig" gemacht und dennoch ist die Geburt einfach gar nicht so verlaufen, wie du es dir gewünscht hast. Vielleicht gab es sogar eine Notsituation und du wurdest von den Interventionen regelrecht überrumpelt. Vielleicht war der Tag (in der Klinik) ein besonders geburtenreicher und niemand hatte genügend Zeit für dich oder du wurdest ganz allein gelassen, was dir schreckliche Angst gemacht hat. Vielleicht warst du aber einfach auch „nur" völlig erschöpft oder bist mit den Wehen so gar nicht zurechtgekommen. Vielleicht musstest du doch einen Kaiserschnitt bekommen und hast noch gar nicht richtig verstanden, warum eigentlich.

Wie auch immer, manchmal läuft es einfach nicht so, wie es soll. Und so eine Erfahrung kann durchaus traumatisch sein.

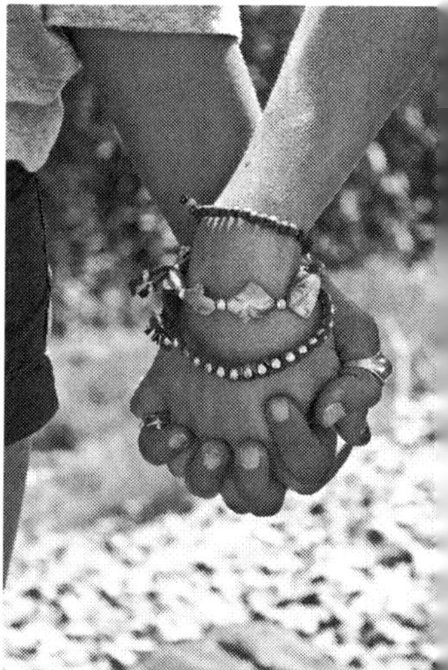

Was auch passiert sein mag: Sprich darüber! Sprich als erstes mit deinem Partner/Geburtsbegleiter, dann mit der Hebamme und eventuell auch mit dem behandelnden Facharzt. Lass dir den Geburtsbericht zeigen. Wenn du mit den unmittelbar beteiligten Personen nicht persönlich sprechen möchtest, kannst du vielleicht deine nachsorgende Hebamme bitten, den Bericht (eine Kopie musst du auf Verlangen ausgehändigt bekommen) durchzusprechen.

Lass dir erklären, was passiert ist und warum. Bitte versuch nicht das Geschehene einfach zu verdrängen oder aber dir selbst die Schuld zu geben. Es ist in Ordnung, wenn du etwas Zeit brauchst, um erst einmal über den ersten Schock hinwegzukommen. Aber warte nicht zu lange damit. Im Gegensatz zu dir wird das Erlebte bei deinen Gesprächspartnern zunehmend verblassen. Das führt dann womöglich dazu, dass du nicht mehr alle Details, die du vielleicht für die Aufarbeitung brauchst, erfährst.

Eine schlechte Geburt, die nicht ausreichend reflektiert wurde, wird dich dein Leben lang verfolgen. Aber durch eine gute, zeitnahe Verarbeitung, kannst du das Schlimmste abpuffern und überwinden.

Lies dazu gerne im Hebammenblog den Artikel
Gewalt in der Geburtshilfe - Roses Revolution Day.[23]

Es gibt auch einige professionelle Stellen, an die du dich bei Bedarf wenden kannst:

- Schatten und Licht[24] hilft bei Krisen rund um die Geburt.
- Netzwerk Krise nach der Geburt[25] vermittelt passende Anlaufstellen für Betroffene und Angehörige.
- Pro Familia[26] leistet psychosoziale Beratung und vermittelt an Selbsthilfegruppen.

23 hebammenblog.de/schoene-geburt/roses-revolution

24 www.schatten-und-licht.de

25 www.krise-nach-der-geburt.de/

26 www.profamilia.de/angebote-vor-ort.html

Schlusswort

Ich glaube, neben der ganzen Vorbereitung und Auseinandersetzung mit dem Thema liegt das Geheimnis einer schönen Geburt mitunter darin, fest an sie zu glauben.

Das Abenteuer Schwangerschaft und Geburt ist dabei manchmal wie eine lange Reise. Es lässt sich vor allem mit Zuversicht und Vertrauen in die eigene Kraft und vielleicht auch einer Prise Entdeckungslust gut beschreiten. Je positiver du über die bevorstehende Geburt deines Babys denkst, desto besser.

Du hast dich jetzt viel mit dem Thema Geburt beschäftigt und vielleicht schon alles beisammen, was du für dich und die Geburt brauchst. Du weißt, wie deine Traumgeburt aussehen soll oder kannst zumindest benennen, was dir noch fehlt.

Manchmal türmt sich dennoch alles wie ein Riesenberg vor einem auf. Glaub mir, das geht (fast) allen Frauen so. Aber jetzt bist du gut informiert und hast geplant was das Zeug hält. Wenn ich deine Hebamme wäre und wir uns gerade darüber unterhalten würden – jetzt wo du das Buch gelesen hast – dann würde ich dir sagen: „Folge dem Rat von Peter Lustig, den er den Kindern am Ende jeder Löwenzahnfolge immer gab. Ja, genau – „Abschalten!"

Einfach loslassen – zur Ruhe kommen und vertrauen.

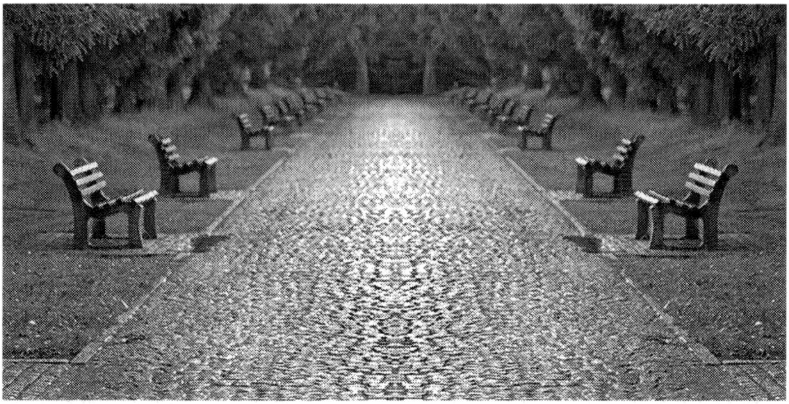

Ganz zum Schluss möchte ich dir noch die Beppo-Geschichte aus Michael Endes MOMO mit auf den Weg geben. Es ist eine wunderschöne Stelle, in der Beppo sein Straßenfeger-Geheimnis erklärt:

*„[...] Wenn er so die Straßen kehrte, tat er es langsam aber stetig; Bei jedem Schritt einen Atemzug und bei jedem Atemzug einen Besenstrich. Schritt – Atemzug – Besenstrich. Schritt – Atemzug – Besenstrich. Dazwischen blieb er manchmal ein Weilchen stehen [...] Und dann ging er weiter – Schritt – Atemzug – Besenstrich -- [...] „Siehst du Momo“, sagte er dann zum Beispiel, „es ist so: Manchmal hat man eine sehr lange Straße vor sich. Man denkt, die ist so schrecklich lang; das kann man niemals schaffen, denkt man [...] Man darf nie an die ganze Straße auf einmal denken, verstehst du? Man muss nur an den nächsten Schritt denken, an den nächsten Atemzug, an den nächsten Besenstrich. Und immer wieder nur an den nächsten [...]. Auf einmal merkt man, dass man Schritt für Schritt die ganze Straße gemacht hat. Man hat gar nicht gemerkt wie [...]“**

**Quelle: Ende, M. Momo oder Die seltsame Geschichte von den Zeit-Dieben und von dem Kind, das den Menschen die gestohlene Zeit zurückbrachte. Thienemanns Verlag, 1973. Zitate aus den Seiten 36–37*

Kapitel 9

Und? Konnte ich das Geheimnis einer schönen Geburt für dich lüften?

Ganz sicher weißt du das bestimmt erst nach der Geburt.

Ich würde mich freuen, von dir zu hören, wie es war!

Deine Jana

Dein Feedback: Wie hat dir das Buch gefallen?

Leserfeedback

Dies ist mein erstes, richtiges Buch und ich bin gespannt, wie es bei dir angekommen ist. Dein Feedback ist mir daher sehr willkommen.

- ★ Dir hat das Buch gefallen und geholfen?
- ★ Du hast etwas vermisst oder nicht verstanden?
- ★ Du hast Anregungen, Kritik oder möchtest mir einfach ein Feedback geben?

Dann lade ich dich ganz herzlich zur Teilnahme an meiner Leserumfrage[27] ein.

Lust auf Austausch und Diskussion?

Auf Hebammenblog.de gibt einen Blogbeitrag[28], der zum Austausch rund um das Buch, das ursprünglich als eBook konzipiert wurde, einlädt. Nutze die dortige Kommentarfunktion und schon bist du connected!

---

27 hebammenblog.de/schoene-geburt/leserfeedback

28 hebammenblog.de/schoene-geburt/austausch-diskussion

Danksagung

Mein allergrößter Dank geht an meine Kinder, die aushalten mussten, dass ich so viele (eigentlich freie) Minuten am Laptop verbracht habe. Danke für eure unglaubliche Geduld mit mir und dass ihr die vielen „Ich komme gleich!“ so gut ausgehalten habt.

Ein riesiges Dankeschön an meinen Mann, ohne den das Buch-Projekt nie fertig geworden wäre. Danke für deine ständige Verfügbarkeit bei meinem Bedürfnis nach Austausch und Struktur, für das ganze technische Gerüst: die Suche nach Templates, Layouterin, Illustratorin, ... für unzählige Kaffees und die Nackenmassagen am Abend!

Und special thanks gehen an Hannah Szynal, die für das finale Lektorat an den Osterfeiertagen einfach alles gegeben hat.

Danke für alles!

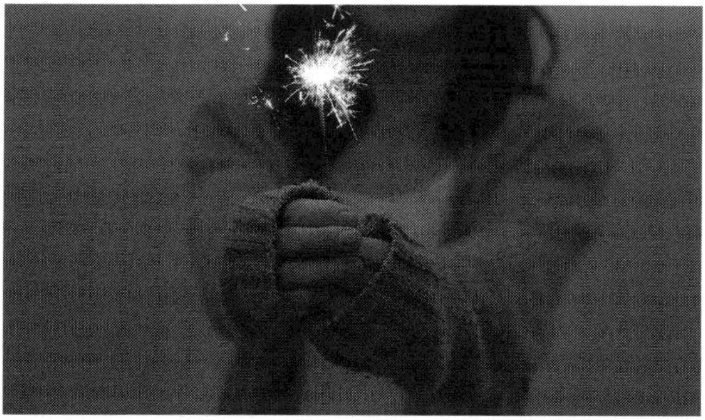

Weiterführende Lektüre

Noch mehr Infos?
Wenn du gern noch weiterlesen möchtest, dann empfehle ich dir gerne:

Für die Geburt

- Geburtsberichte[29] auf Hebammenblog.de
  Anhand dieser von mir kommentierten Geburtsberichte werden die Zusammenhänge zwischen äußeren Rahmenbedingungen und den daraus resultierenden Geburtsverläufen deutlich. Zum Großteil werden hier Mut machende Geschichten erzählt.
- Die selbstbestimmte Geburt[30]
  Die renommierte amerikanische Hebamme und Pionierin der Geburtshilfe, Ina May Gaskin, schlüsselt auf ihre Art auf, was nötig ist, um eine selbstbestimmte Geburt zu erleben.
- Luxus Privatgeburt[31]
  In diesem Buch erhältst du Einblicke in die Erfahrungen von über 100 Frauen bei ihren Hausgeburten. Das Ganze wird durch schöne, private Bilder begleitet. Es ist ein Buch, das Lust auf Hausgeburten macht und geeignet für alle Frauen, die sich auf eine selbstbestimmte Geburt vorbereiten.

---

29 hebammenblog.de/schoene-geburt/geburtsberichte

30 shop.hebammenblog.de/schoene-geburt/gaskin

31 shop.hebammenblog.de/schoene-geburt/privatgeburt

- ★ Hypnobirthing nach Marie Mongan[32]
  Das Buch zur Hypnobirthing-Bewegung.
- ★ Es ist nicht egal, wie wir geboren werden – Risiko Kaiserschnitt[33]
  Fragestellungen und Fakten rund um die verschiedenen Geburtswege, verfasst von Michel Odent.
- ★ Traumgeburt[34]
  Das Buch von Alexandra Kopf bietet Hilfen zur mentalen Vorbereitung auf die Geburt.
- ★ Meine Wunschgeburt[35]
  Wie eine selbstbestimmte Geburt nach einem Kaiserschnitt möglich wird, erklären Ute Taschner und Kathrin Scheck in ihrem Begleitbuch für Schwangere.
- ★ Von guten Eltern[36]
  Im Blog meiner Kollegin Anja Gaca könnt ihr sehr schöne Geschichten und Berichte rund ums Kinderkriegen entdecken.
- ★ Geborgen wachsen[37]
  Die sehr lesenswerte Rubrik „Schwangerschaft“ findest du im Blog der Geburtsvorbereiterin Susanne Mierau - plus Weiterführendes zum bedürfnisorientierten Familienleben.
- ★ Maternita[38]
  Hilft durch das Chaos der Schwangerschaft und organisiert und strukturiert die Informationsflut. Im Blog finden sich praktische Tipps, sowie Informatives rund ums Thema Schwangerschaft und Baby.

---

32 hebammenblog.de/schoene-geburt/mongan*

33 hebammenblog.de/schoene-geburt/odent

34 hebammenblog.de/schoene-geburt/traumgeburt

35 hebammenblog.de/schoene-geburt/wunschgeburt-ks

36 hebammenblog.de/schoene-geburt/gute-eltern

37 hebammenblog.de/schoene-geburt/geborgen

38 hebammenblog.de/schoene-geburt/maternita

* Amazon-Empfehlung, für die ich bei Kauf ggf. eine kleine Provision erhalte.

- ★ Meine Traumgeburt[39]
  Blog zum Thema schmerzarme, sanfte und sichere Geburt.
- ★ Mama-baby-vision[40]
  Tabea coached Frauen, die sich eine bedürfnisorientierte und selbstbestimmte Geburt wünschen.
- ★ motherbirthblog[41]
  Hier geht es um die persönliche Geschichte einer Frau und zweifachen Mutter, die sehr schonungslos (aber positiv) über ihre Geburtserlebnisse berichtet.
- ★ Mother Hood e.V.[42]
  Hält dich über die Entwicklung der geburtshilflichen Versorgung in Deutschland und die Situation der Hebammen auf dem Laufenden.

YouTube-Filme

Achtung: Trigger-Warnung! Hier werden zwar wunderschöne Geburten gezeigt, aber man sieht eben wirklich alles ...

- ★ Outlaw Birth – Clios Freebirth[43]
- ★ Home water birth – welcomed with love[44]
  (im Geburtspool mit anwesenden Geschwisterkindern)
- ★ Home Waterbirth of Sloane[45] (im Geburtspool)
- ★ Welcoming Theodore[46] (ein drittes Kind, geboren im Geburtspool)

---

39 hebammenblog.de/schoene-geburt/meine-traumgeburt

40 hebammenblog.de/schoene-geburt/baby-vision

41 hebammenblog.de/schoene-geburt/motherbirthblog

42 hebammenblog.de/schoene-geburt/mother-hood

43 hebammenblog.de/schoene-geburt/freebirth

44 hebammenblog.de/schoene-geburt/home-water-birth

45 hebammenblog.de/ebook-schoene-geburt/birth-of-sloane

46 hebammenblog.de/schoene-geburt/theodore

Für das Wochenbett

- 80 Wochenbett-Tipps aus erster Hand – von Mutter zu Mutter[47]
  Gut geeignet als weiterführende Lektüre nach der Geburt. Dieses kostenlose Buch fasst Blogbeiträge von 15 Blogautoren – allesamt Mütter bzw. Väter – zum Thema Wochenbett zusammen.
- Kinder Verstehen - Born to be wild[48]
  Das Buch hilft dir dabei, das „artgerechte“ Verhalten deiner Kinder richtig einzuordnen, es zu verstehen und entsprechend damit umzugehen.
- Das Geheimnis zufriedener Babys[49]
  In diesem Buch gibt es liebevolle Lösungen, damit ein Baby ruhiger schläft und weniger weint. Eigentlich verrät Nora Imlau hier gleich sieben Geheimnisse zufriedener Babys. Sie entsprechen den sieben Grundsätzen vom Attachment Parenting (=bedürfnisorientiere Erziehung).
- Schlafen und Wachen[50]
  Der Schlafratgeber von Dr. William Sears verbindet die Ergebnisse der Schlafforschung mit sehr viel psychologischem Einfühlungsvermögen.
- Das Stillbuch[51] von Hannah Lothrop
- Stillkinder.de[52]
  Im Blog meiner Kollegin Regine Gresens findest du viel Wissenswertes rund ums Stillen.

47 hebammenblog.de/schoene-geburt/wochenbett-ebook

48 shop.hebammenblog.de/schoene-geburt/kinder-verstehen

49 shop.hebammenblog.de/schoene-geburt/zufriedene-babys

50 hebammenblog.de/schoene-geburt/schlafen*

51 shop.hebammenblog.de/schoene-geburt/stillbuch

52 hebammenblog.de/schoene-geburt/stillkinder

* Amazon-Empfehlung, für die ich bei Kauf ggf. eine kleine Provision erhalte.

Weitere schöne Bücher[53] findest du im Hebammenblog-Shop.

53 shop.hebammenblog.de/schoene-geburt/buecher

Produkte für deine Schwangerschaft und die Geburt

Meine Produktempfehlungen für dich

Bei meinen Hausbesuchen empfehle ich täglich Produkte, die sich in der Praxis vielfach bewährt haben. Einige davon habe ich hier im Buch bereits an der jeweils passenden Stelle erwähnt.

Hier nochmal eine kleine Zusammenfassung, damit du alles auf einen Blick hast. Du findest einige der Produkte auch in meinem Shop zum Blog[54] und kannst sie dort kaufen.

In der Schwangerschaft und für die Geburt

★ Kreuzbein-Öl[55] hilft schon in der Schwangerschaft toll bei Rückenschmerzen und kann auch sehr gut unter der Geburt verwendet werden.

★ Damm-Massage-Öl[56] (von Weleda) Durch die Damm-Massage gewöhnst du dich an das Gefühl der Dehnung und verringerst so die Angst vor dem Moment, in dem dein Baby kommt. Das enthaltene Vitamin E erhöht die Elastizität des Dammgewebes zusätzlich.

★ Schwangerschaftsentspannungstee[57] wirkt durch die Kräuter positiv auf häufige schwangerschaftsspezifische Probleme, wie zum Beispiel Schlafstörungen, Unruhe, vorzeitige Kontraktionen und hormonbedingte Stimmungsschwankungen.

---

54 shop.hebammenblog.de

55 shop.hebammenblog.de/schoene-geburt/kreuzbein-oel

56 shop.hebammenblog.de/schoene-geburt/dammmassage-weleda

57 shop.hebammenblog.de/schoene-geburt/entspannungs-tee

★ Geburts- & Baby-Massage-Öl[58] (von Motherlove) Egal, ob Damm-Massage, Geburts- oder Baby-Massage: Mit diesem Pflege-Öl hast du während der Schwangerschaft, Geburt und Babyzeit immer das richtige Massage-Öl zur Hand. Die Mischung aus Aprikosen- und Lavendel-Öl gibt der Haut Feuchtigkeit und Elastizität, unterstützt die Dehnfähigkeit des Gewebes und beruhigt Haut und Sinne.

Nach der Geburt

★ Dammpflegespray[59] (von Motherlove) für die schnelle Heilung des Dammes. Das Spray ist einfach in der Anwendung und sehr wirksam bei der Behandlung von Damm-Verletzungen. Direkt aufgesprüht, wirkt es schon sofort nach der Geburt heilend. Und auch später noch wirkt es sehr entspannend und erfrischt den empfindlichen Intimbereich. Besonders hilfreich ist das Regenerations-Spray nach Dammrissen oder -schnitten. Aber auch nach Geburten mit intaktem Damm wissen Wöchnerinnen die kühle, nach Lavendel und Grapefruit duftende Erfrischung, nach jedem Toilettengang sehr zu schätzen.

★ Hämorrhoiden-Balsam[60] (von Motherlove) sorgt für eine schnelle Linderung der meist lästigen Beschwerden im Analbereich. Ich empfehle schon frühzeitig, also beim ersten Jucken, mit der Behandlung zu beginnen.

★ Kraftsuppenmischung[61] für eine Suppe nach TCM (Traditionelle Chinesische Medizin) als gesunde und leckere Stärkung für eine Wöchnerin. Sie besteht aus saisonalem Gemüse und Kräutern sowie speziellen Zutaten mit kräftigender Wirkung. Mein Vorschlag für die Zubereitung ist: Eine dir nahe stehende Person be-

58 shop.hebammenblog.de/schoene-geburt/dammmassage-motherlove

59 shop.hebammenblog.de/schoene-geburt/wundpflege

60 shop.hebammenblog.de/schoene-geburt/haemorrhoiden-balsam

61 shop.hebammenblog.de/schoene-geburt/kraftsuppe

ginnt mit dem Kochen der Suppe, sobald die Wehen starten. So wird die Suppe so lange mit Energie – nach chinesischer Sichtweise also „QI" – angereichert, wie du dich im energieraubenden Zustand der Geburt befindest. Ist das Kind dann geboren, kannst du dich mit dieser Kraftsuppe stärken. Das ist übrigens auch ein tolles Geschenk zur Geburt. Das Rezept[62] für die Suppe findest du im Blog.

★ HPA-Lanolin-Brustwarzensalbe[63] (von Lansinoh) bildet eine schützende Hülle um die Brustwarze, bis sich diese an die neue Belastung durch das Stillen gewöhnt hat. Es ist also gut, sie schon am Tag der Geburt parat zu haben.

---

62 hebammenblog.de/schoene-geburt/kraftsuppe-rezept

63 shop.hebammenblog.de/schoene-geburt/brustwarzen-pflege

Haftungsausschluss

Dieses Buch wurde von der Hebamme Jana Friedrich nach bestem Wissen, unter Berücksichtigung aktueller Literatur, und mit großer Sorgfalt erstellt.

Es ersetzt aber weder die persönliche Betreuung durch eine Hebamme[64] oder den Frauenarzt, noch deren medizinischen Rat. Die hier bereitgestellten Informationen sollten niemals als alleinige Quelle für gesundheitsbezogene Entscheidungen verwendet werden. Bei Beschwerden sollte auf jeden Fall ärztlicher Rat eingeholt werden.

Das Buch darf nicht als Grundlage zur eigenständigen Diagnose und Beginn, Änderung oder Beendigung einer Behandlung von Krankheiten verwendet werden. Der Text erhebt weder einen Anspruch auf Vollständigkeit, noch kann die Aktualität, Richtigkeit und Ausgewogenheit der dargebotenen Information garantiert werden.

Die Autorin kann eine schöne Geburt weder garantieren, noch für Komplikationen, eventuelle Nachteile oder Schäden, die sich aus den im Buch vorgestellten Informationen ergeben, haftbar gemacht werden.

Dieses Buch ist als Begleiter und Wegfinder während der eigenen Überlegungen zur Geburtsvorbereitung gedacht und bietet Erklärungen, Tipps, Ideen, sowie Arbeitshilfen zur Orientierung an. Es stellt keinen Ersatz für einen Geburtsvorbereitungskurs dar. Alle Angaben sind ohne Gewähr.

---

64 Hebammensuche: Deutscher HebammenVerband e.V. www.hebammenverband.de

Haftung für Links

Das Buch enthält Links zu Webseiten Dritter, auf deren Inhalte die Autorin keinen Einfluss hat. Deshalb kann sie für diese fremden Inhalte auch keine Gewähr übernehmen. Für die Inhalte der verlinkten Seiten ist stets der jeweilige Anbieter oder Betreiber der Seiten verantwortlich. Die verlinkten Seiten wurden zum Zeitpunkt der Verlinkung auf mögliche Rechtsverstöße überprüft. Rechtswidrige Inhalte waren zum Zeitpunkt der Verlinkung nicht erkennbar. Eine permanente inhaltliche Kontrolle der verlinkten Seiten ist jedoch ohne konkrete Anhaltspunkte einer Rechtsverletzung nicht zumutbar. Bei Bekanntwerden von Rechtsverletzungen werden derartige Links in den Quelldateien des Buchs umgehend entfernt.

Bildnachweis

Quellenangaben für verwendete Bilder und Grafiken:
Bilder in der Reihenfolge im Buch, sortiert nach Kapiteln

Über die Autorin und Hebamme Jana Friedrich
Bild 1 © Maria Herzog - Herzog Fotografie, eigenes Foto

Vorwort – oder: Warum eine schöne Geburt so wichtig ist
Bild 2 © freepeoplea, Fotolia.com
Bild 3 © milazvereva, Fotolia.com

Inhaltsverzeichnis
Bild 4 © Gajus, Fotolia.com

1. Das Geheimnis der vielen Möglichkeiten (und der richtigen Entscheidung)
Bild 5 © viavetal, Fotolia.com
Bild 6 © Maxim Smeljov, Fotolia.com
Bild 7 © nikolapescova, Pixabay.com
Bild 8 © SeifenBlase, Pixabay.com
Bild 9 © Kon, Fotolia.com
Bild 10 © eloisa, Pixabay.com
Bild 11 © Paul Prescott, Fotolia.com
Bild 12 © Кирилл Рыжов, Pixabay.com
Bild 13 © geralt, Pixabay.com
Bild 14 © Superingo, Fotolia.com
Bild 15 © asife, Fotolia.com
Bild 16 © Kzenon, Fotolia.com
Bild 17 © famveldman, Fotolia.com
Bild 18 © Sathyatripody, Pixabay.com

Bild 19 © Kirill Grekov, Fotolia.com
Bild 20 © ekseaborn0, Pixabay.com
Bild 21 © Robert Kneschke, Fotolia.com
Bild 22 © Boris Czizikowski, eigenes Bild
Bild 23 © Nikilitov, Fotolia.com
Bild 24 © DWP, Fotolia.com

2. Plane und visualisiere deine Wunschgeburt
Bild 25 © ChameleonsEye, Shutterstock.com
Bild 26 © geralt, Pixabay.com
Bild 27 © geralt, Pixabay.com
Bild 28 © Ivan Kruk, Fotolia.com
Bild 29 © ra2 studio, Fotolia.com
Bild 30 © Jana Friedrich, eigenes Bild
Bild 31 © Kletr, Fotolia.com
Bild 32 © Boris Czizikowski, eigenes Bild

3. So bändigst du deine Ängste
Bild 33 © Jeffy, Pixabay.com
Bild 34 © TawnyNina, Pixabay.com
Bild 35 © johnhain, Pixabay.com
Bild 36 © Simon Dannhauer, Fotolia.com

4. Den Weg bereiten – individuelle Geburtsvorbereitung
Bild 37 © mmphoto, Fotolia.com
Bild 38 © Halfpoint, Fotolia.com
Bild 39 © romaneau, Pixabay.com
Bild 40 © anich, Fotolia.com
Bild 41 © Milkos, Fotolia.com
Bild 42 © VadimGuzhva, Fotolia.com

5. Strategien für deine Traumgeburt
Bild 43 © geralt, Pixabay.com
Bild 44 © geralt, Pixabay.com

Bild 45 © DariuszSankowski Pixabay.com
Bild 46 © stux, Pixabay.com
Bild 47 © Kudryashka, Fotolia.com
Bild 48 © tunedin, Fotolia.com
Bild 49 © nito, Fotolia.com
Bild 50 © Joakim Lloyd Raboff, Shutterstock.com

6. Die sanfte Geburt und das Geheimnis der Wehenzähmung
Bild 51 © WavebreakMediaMicro, Fotolia.com
Bild 52 © SvenjaBehnisch, Pixabay.com
Bild 53 © Unsplash, Pixabay.com
Bild 54 © Tatyana Gladskih, Fotolia.com
Bild 55 © detcos, Pixabay.com
Bild 56 © DavidZydd, Pixabay.com
Bild 57 © sudok1, Fotolia.com
Bild 58 © Perantingupstream, Pixabay.com
Bild 59 © D. Ott, Fotolia.com

7. Das Kapitel für den Partner
Bild 60 © JenniferBayers, Pixabay.com
Bild 61 © johnhain, Pixabay.com

8. Der Knoten im Kopf – So machst du den Weg für die Geburt frei
Bild 62 © contrastwerkstatt, Fotolia.com
Bild 63 © megustadesign, Fotolia.com

9. Worst Case Szenario und Erste Hilfe
Bild 64 © Syda Productions, Shutterstock.com
Bild 65 © AlexVan, Pixabay.com

Schlusswort: Bild 66 © Miredi, Fotolia.com
Danksagung: Bild 74 © unsplash, Pixabay.com

Anhang (Bonusmaterial zum Download)

Verwende den folgenden Link zum Download der Arbeitsblätter:
hebammenblog.de/schoene-geburt/arbeitsblaetter

Nach Angabe von Name und Emailadresse stehen sie dir sofort zur Verfügung.

17745861R00139

Printed in Poland
by Amazon Fulfillment
Poland Sp. z o.o., Wrocław